Christen im Gesundheitswesen e.V.

Christliche Heilkunde

Trainingskurs für Mitarbeiter im Gesundheitswesen

Das Buch zum Kurs

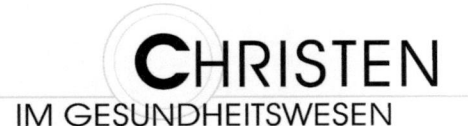

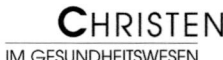

CHRISTEN
IM GESUNDHEITSWESEN

Interessenten, die überlegen, in ihrem Umfeld einen Kurs zu initiieren, bitten wir um Kontakt-aufnahme. Wir besprechen gern die Möglichkeiten und stellen Hilfen für die Kursgestaltung zur Verfügung (Präsentationsmaterial, Reflexionsbögen für die Gruppengespräche, Handrei-chung für die Leiter).

Bibliografische Information der Deutschen Nationalbibliothek:
Die Deutsche Nationalbibliothek verzeichnet diese Publikation in der Deutschen Nationalbibliografie; detaillierte bibliografische Daten sind im Internet über dnb.d-nb.de abrufbar.

ISBN: 978-3-8423-4947-6

Herausgegeber: CHRISTEN IM GESUNDHEITSWESEN e.V.

Redaktion: Hans-Arved Willberg, SPS Life Consult KG

© 2010 CHRISTEN IM GESUNDHEITSWESEN e.V.
Bergstraße 25, D-21521 Aumühle
Telefon: (04104) 4982
Fax: (04104) 7269
E-Mail: info@cig-online.de
www.cig-online.de

Institut für Seelsorgeausbildung (ISA)
Hermann-Weick-Weg 1, 76229 Karlsruhe;
E-Mail: info@isa-institut.de; Website: www.isa-institut.de
Lehrbücher aus dem Institut für Seelsorgeausbildung (ISA), Band 2

Herstellung und Verlag: Books on Demand GmbH, Norderstedt.

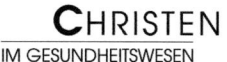

Inhaltsverzeichnis

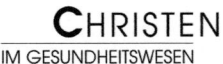

Zur Einführung

In den zurückliegenden Jahren wurde im Umfeld der ökumenischen Bewegung Christen im Gesundheitswesen (CiG) viel an der Konzeption einer Christlichen Heilkunde (CHK) gearbeitet. Grundlagen und Praxis der Christlichen Heilkunde haben Konturen bekommen. Trotz aller noch offenen Fragen und ständig sich ausweitender Erfahrungen ist ein Lehrinhalt gewachsen, den wir in CiG-Akademie-Seminaren und in Gemeinde-Schulungen weitergeben. Die positive Resonanz ermutigt uns, diesen Weg der Christlichen Heilkunde weiterzugehen.

In den vergangenen Jahren haben wir den vorliegenden Trainingskurs entwickelt. Er findet an acht Abenden in meist zweiwöchigem Abstand statt. Grundlegend wichtig für den Erfolg des Trainings sind Offenheit und Mut, zu eigenen Begrenzungen und Schwächen zu stehen, aber auch die Bereitschaft, neue Schritte der Christlichen Heilkunde am Arbeitsplatz zu gehen. Hier kennen wir die Nöte und Schwierigkeiten, die unsere tägliche Arbeit mit sich bringt. In Lehre, persönlichem Austausch, Entscheidungen für konkrete Schritte und Gebet wollen wir uns gemeinsam auf den Weg machen. Auch für Mitarbeitende in Krankenbegleitung, Seelsorge und heilenden Diensten von Kirchengemeinden und geistlichen Gemeinschaften kann die Teilnahme an diesem Kurs wertvolle Impulse geben.

Der erste Abend dient dem Kennenlernen und führt in die Thematik ein. Anschließend können Sie sich verbindlich für eine weitere Teilnahme entscheiden. Das eigentliche Training geschieht im Berufsalltag – die Reflexion unserer Erfahrungen sowie die thematisch angeleitete Weiterführung und Gruppengespräche finden an den Gruppenabenden statt. Dort werden über das vorliegende Buch hinaus auch noch weitere Impulse und Arbeitsmaterialien eingebracht. Der Kurs endet mit einem Reflexions- und Segnungsabend.

Der Kurs ist wesentlich durch die Mitgestaltung zahlreicher Mitarbeiter und Mitarbeiterinnen von Christen im Gesundheitswesen aus Medizin, Pflege, Beratung, Psychotherapie, Theologie und Seelsorge ermöglicht worden, denen ich hierfür herzlich danke. Namentlich erwähnen möchte ich die Autoren der CiG-Denkanstöße 1 bis 6, die in beruflicher und ökumenischer Vielfalt die Inhalte des Kurses mitgeprägt haben: Bettina Gundlach, Reinhard Köller, Sr. Rosa Maria Lochmiller, Anne-Katrin Rathje, Dr.med. Claudia Schark, Dr.med. Hartmut von Schnurbein. Ein besonderer Dank gilt Hans-Arved Willberg, der diesen Kurs inhaltlich und didaktisch überarbeitet hat.

Wir würden uns freuen, mit Ihnen zusammen die Erfahrungen in Christlicher Heilkunde mit diesem Kurs vertiefen zu können!

Dr.med. Georg Schiffner
Vorsitzender Christen im Gesundheitswesen e.V.

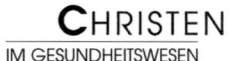

1. Das Profil der Christlichen Heilkunde

1.1. Was ist Heilkunde?

Man kann die Heilkunde einteilen ...

... nach Fachgebieten, zum Beispiel

▸ Kinderheilkunde
▸ Augenheilkunde

... nach Wirkprinzipien. zum Beispiel

▸ Naturkheilkunde

... nach Menschenbildern, zum Beispiel

▸ Anthroposophische Medizin
▸ Traditionelle Chinesische Medizin
▸ Ayurveda
▸ Christliche Heilkunde

Heilkunde: Die Kunde vom „Heil", lat. „medicina"

Eine Heil*kunde* fasst Heilverfahren mit der gleichen Weltanschauung zusammen.

Heil*methoden* können grundsätzlich mit unterschiedlichen Weltanschauungen eingesetzt werden. Dadurch werden sie zu unterschiedlichen Heil*verfahren*.

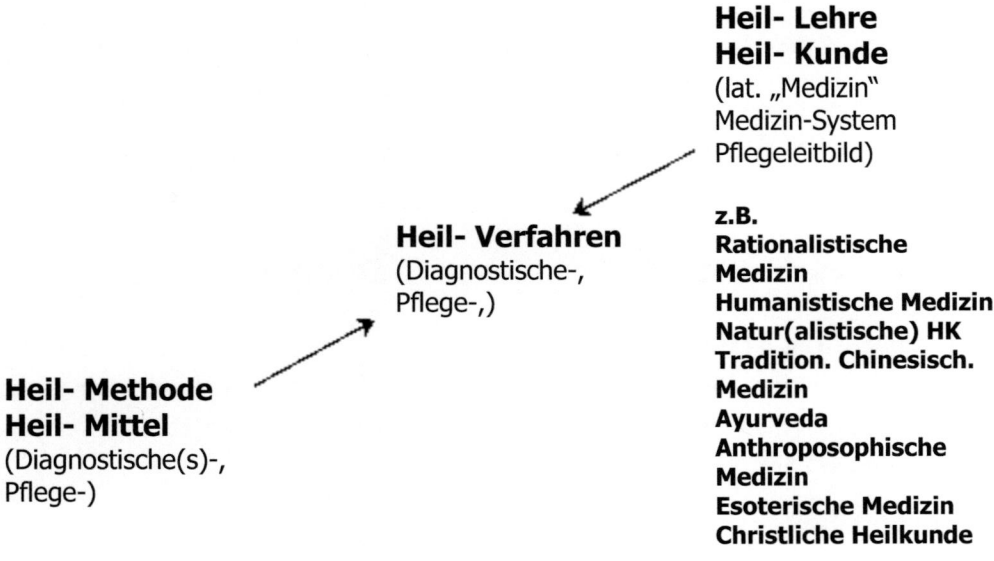

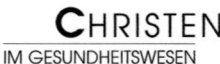

5 Aspekte jeder Heilkunde

Die Fünf Aspekte jeder Heilkunde

1. Grundlagen - Weltanschauung/Menschenbild - Ziele
2. Rollenverständnis und Kommunikation
3. Diagnostik
4. Therapiewege - Heilverfahren
5. System - Struktur

1.2. Was ist Christliche Heilkunde?

1.2.1. Zwölf Thesen zur Christlichen Heilkunde

12 Thesen zur CHK

1. Es gibt keine wertneutrale Heilkunde.
2. Das christliche Menschenbild ist unverwechselbar.
3. Das biblische beziehungsweise christlich-anthropologische Verständnis von Krankheit und Gesundheit fordert zum Umdenken heraus.
4. Ziel der Christlichen Heilkunde ist der heile - nicht der unversehrte - Mensch in der Schöpfungsordnung Gottes.
5. Die versöhnte Beziehung von Gott und Mensch ist grundlegend für die Christliche Heilkunde.
6. Die Gestaltung der Patient-Therapeut-Beziehung unterscheidet sich in der Christlichen Heilkunde wesentlich von säkularen oder anderen religiös motivierten Beziehungsmustern.
7. Christliche Heilkunde integriert Elemente verschiedener therapeutischer Konzepte.
8. Christliche Heilkunde will die vielfältigen Hilfen und Wege Gottes zur Heilung fruchtbar nutzen.
9. Christliche Heilkunde hat auch einen wissenschaftlichen Zugang.
10. Die Praxis der Christlichen Heilkunde, der Heilungsdienst, ist ein wesentliches Element für die Erneuerung der Kirche.
11. Christliche Heilkunde ist konfessionsverbindend.
12. Es gilt, den Dienst der Krankenheilung in den Raum der Kirche Jesu Christi zu integrieren und zu fördern.

Erläuterungen der 12 Thesen sind auf der Website von Christen im Gesundheitswesen e.V. nachzulesen: http://cig-online.de/heilkunde.

1.2.2. Zur Geschichte der Christlichen Heilkunde

Geschichte der CHK

Der Heilungsauftrag ist der Kirche von Beginn an mitgegeben. Aber die Ausbildung einer Christlichen Heilkunde ist nur im ersten Jahrtausend klar erkennbar. Sie hat in der *Klostermedizin* des Mittelalters ihren Höhepunkt erreicht. Deren Hauptelemente waren

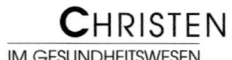

- Krankenpflege,
- naturheilkundliche Medizin,
- Seelsorge und
- geistlich-sakramentale Begleitung.

Ursprünglich waren der ärztliche und der priesterliche Auftrag eng miteinander verbunden. Aber bereits im Hochmittelalter ging diese Verbindung aus verschiedenen Gründen verloren (Beendigung heilkundlicher Tätigkeit der Priester durch das 4. Laterankonzil; Entstehung der Universitäten).

In der Neuzeit herrschte lange Zeit das Paradigma einer weltanschaulich „neutralen" Medizin vor. Religiöse Einflüsse auf die Heilkunde wurden meist kritisch gesehen. Die naturwissenschaftlich ausgerichtete Medizin wies große Erfolge auf, aber sie stillte nicht die weithin starke Sehnsucht nach Ganzheitlichkeit.

Im 20. Jahrhundert änderte sich das allmählich. Großen Anteil daran hatte die Aufnahme der *Psychosomatik* in die Medizin. Mehr und mehr setzt sich die Erkenntnis durch, dass auch Spiritualität ein Hauptfaktor der Gesundheit ist. In Deutschland hat dieser Aspekt bereits im Selbstverständnis der Palliativmedizin Eingang gefunden.

1.2.3. Ganzheitlichkeit, Stärkung und Gemeinschaft

Dem ganzen Menschen helfen

> These 7: Christliche Heilkunde integriert Elemente verschiedener therapeutischer Konzepte.

Ein integrativer Ansatz

In der vorherrschenden Heilkunde richtet sich die Aufmerksamkeit übermäßig stark auf die körperliche Befindlichkeit.

Weitgehend unbeachtet bleibt der Patient mit seiner existenziellen Verunsicherung und seiner geistlichen Not. Gerade hier können aber sowohl Krankheitsursachen wie auch Heilungsressourcen liegen. Christliche Heilkunde berücksichtigt die körperliche, seelische und spirituelle Dimension des Menschen (spiritu-psycho-somatisch) und eröffnet auf dem Boden des christlichen Menschenbildes Wege umfassender Heilung.

Christliche Heilkunde umfasst unterschiedliche Heilmethoden auf dem Boden christlicher Weltanschauung, sofern sie der biblischen Sicht vom Menschen nicht widersprechen. Hierzu zählen Elemente der Schulmedizin genauso wie der Volks- und Erfahrungsmedizin und andere. Auf dieser Grundlage integriert sie die verschiedenen Bereiche therapeutischen, pflegerischen und seelsorgerlichen Handelns. Sie sucht die enge Verbindung von Gesundheitswesen und Kirche für ein Zusammenwirken zur ganzheitlichen Hilfe für die Kranken und Bedürftigen.

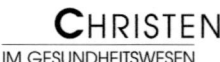

*Gemeinsam
sind wir stark*

Geistliche Stärkung und Gemeinschaft

Christliche Heilkunde bezweckt keine zusätzliche Anstrengung über das durch die berufliche Tätigkeit bedingte Maß hinaus. Sie will vielmehr den Einzelnen entlasten, indem sie aufzeigt, wie Gottes Geist unser tägliches Denken und Tun durchdringen möchte und in geschenkter Natürlichkeit erfahrbar wird.

Das alles konkretisiert sich sowohl durch den Einzelnen als auch durch das Zusammenwirken von Charismen und Professionen in christlicher Arbeits- und Lebensgemeinschaft.

Mit uns zusammen will Christus selbst den Patienten begegnen. Genauso aber will er auch uns in den Patienten begegnen, in seiner uneingeschränkten Solidarität mit ihnen.

Jesus Christus in seiner vollkommenen Ausrichtung auf Gott und den Menschen ist einzigartiges Vorbild und Zentrum der Christlichen Heilkunde. Um ihn dreht sich letztendlich alles in der Christlichen Heilkunde - auf ihn ist sie bezogen, von ihm erwartet sie Rat und Hilfe. Die Nähe zu ihm bestimmt darum über ihre spezifische Qualität.

*Definition
der CHK*

1.2.4. Versuch einer Definition

Christliche Heilkunde befasst sich in Praxis, Lehre und Forschung mit der Verwirklichung des spezifisch christlichen Heilungsauftrages in Gesundheitswesen, Kirche und Gesellschaft.

Christliche Heilkunde integriert die körperliche, psychische, soziale und spirituelle Dimension des Menschen unter besonderer Berücksichtigung ihrer Wechselwirkungen. Vom christlichen Menschenbild ausgehend unterstützt sie eine umfassende Lebensentfaltung in Bezug auf Vorsorge, Beschwerdelinderung und ganzheitliche Heilungsprozesse.

Pflege, Medizin und Therapie, psychosoziale und geistliche Hilfen und Angebote wirken in der Christlichen Heilkunde zusammen. Deshalb fördert sie das enge Zusammenwirken von Christen in den vielfältigen professionellen Gesundheitsberufen mit seelsorgerlichen und heilenden Gemeindediensten.

Die Christliche Heilkunde sucht und braucht die enge lebendige Verbindung zu Kirchengemeinden und geistlichen Gemeinschaften, die den biblisch begründeten Reichtum spezifischer Hilfen für kranke Menschen einbringen.

Christliche Heilkunde ist Teamarbeit. Sie braucht, dem biblischen Bild des „Leibes Christi" gemäß, die Vielfalt an Professionen und Charismen, die sich nicht in Konkurrenz, sondern in gegenseitiger Achtung und unter Verzicht auf abstufen-

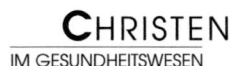

de Wertungen ergänzen. Sie gedeiht in einer Atmosphäre der Glaubwürdigkeit, Annahme und Wertschätzung, Sensibilität und Freiheit.

1.2.5. Zwölf spezifische Elemente der Christlichen Heilkunde

> **These 8: Christliche Heilkunde will die vielfältigen Hilfen und Wege Gottes zur Heilung fruchtbar nutzen.**

12 Elemente der CHK

1. Gottes Wort

Wir verstehen Gottes Wort als das lebendige Reden Gottes auch in die konkrete Situation des Einzelnen hinein. Darin geschieht offenbarende und heilende Begegnung mit Gott selbst in Jesus Christus und durch ihn die Gewissheit der Geborgenheit in Gott, Entlastung des Gewissens, Ermutigung, Wegweisung und Korrektur. Christliche Heilkunde öffnet sich der Heilkraft des Wortes Gottes auf den zur Verfügung stehenden Wegen der Verkündigung, biblischer Lehre, der Liturgie, des hörenden Betens und anderer Gaben des Heiligen Geistes.

2. Eucharistie

Gottes Liebe zu uns vergegenwärtigt sich in besonderer Weise in der Feier des Heiligen Abendmahls, in der wir uns seinem heilenden Wirken überlassen, um wahrhaftigen Trost, wahre Gemeinschaft und das Mysterium der inneren Wandlung zu einem authentischen Leben in Glaube, Liebe und Hoffnung zu erfahren.

3. Gelebte Gemeinschaft

So wie Einsamkeit und Beziehungsstörungen wesentliche Entstehungsfaktoren von Krankheit sind, ist auch die Erfahrung von Liebe und Vertrauen in einer Gemeinschaft, die sich bewusst dem Einfluss der Liebe Gottes öffnet, eine notwendige, starke und wesentliche Kraft zur Heilung der Kranken und zur Stärkung ihrer Helfer. Die belebende geistliche Quelle der Gemeinschaft ist das Gebet in seinen verschiedenen Formen.

4. Anbetung

Die ungezwungene Konzentration auf die Gegenwart Gottes in stiller Meditation wie in Gemeinschaft wirkt sich heilend auf uns aus. Eine Vielfalt alter und neuer liturgischer Formen steht uns zur Verfügung, wie auch kreative Zugänge wie Musik, Bildende Kunst und Tanz.

5. Fürbitte

Der Hintergrunddienst des beständigen, ehrlich Anteil nehmenden und konkreten Gebets für die Kranken wie auch die fürbittende gegenseitige Unterstützung

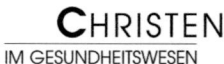

der Helfer ist die Gewähr dafür, dass die Christlichen Heilkunde tatsächlich von der Heilkraft des Glaubens durchdrungen und gestaltet wird.

6. Heilungsgebet und Krankensalbung

Die Kraft der Fürbitte kann in der leiblichen Versinnbildlichung von Segensgesten ähnlich wie in der Eucharistie besondere Intensität und kräftigen Trost durch die Unmittelbarkeit der erfahrenen Zuwendung erhalten.

7. Achtsamkeit

Christliche Heilkunde steht wie jeder Dienst in der Gefahr, oberflächlich und institutionell zu werden und dabei das hier und jetzt Geschenkte und Gebotene zu übersehen. Allen Antreibern zu übermäßigem Stress zum Trotz brauchen wir darum die Einübung in ein Leben der Stille in achtsamer Gegenwärtigkeit.

8. Gesundheitsfördernder Lebensstil

Christliche Heilkunde möchte nicht nur Krankheit bekämpfen, sondern vor allem auch Gesundheit fördern. Sie ist darauf ausgerichtet, den Kranken wie auch ihren Helfern umfassende Unterstützung zu einem Leben in gesunder spiritu-psycho-somatischer Ausgeglichenheit zu geben.

9. Ganzheitliche Sicht der Krankengeschichte

Um der Bedürftigkeit des Kranken als spiritu-psycho-somatischem Wesen gerecht werden zu können, benötigt Christliche Heilkunde eine ganzheitlich konzipierte anamnestische Methodik und therapeutische Zielsetzung. Die Krankheit will in ihrer Bedeutung für das Lebensganze der Person verstanden werden.

10. Therapie und Pflege im Dienst Gottes

Christliche Heilkunde nimmt das ganze Spektrum der menschlichen Möglichkeiten therapeutischer und beratender Hilfen in Medizin, Pflege, Funktionsdiensten, Sozialarbeit, Psychotherapie und Lebensberatung ohne Einschränkung dankbar an, sofern die gesundheitsfördernde Wirkung jeweils nachvollziehbar und möglichst auch empirisch nachweisbar ist. Hingegen distanziert sie sich von ideologischen und religiösen Methoden und Zielsetzungen, die dem Geist des Christentums erkennbar widersprechen. In der Menschenmöglichkeit des Helfens wissen wir uns als Beauftragte Gottes, in dessen Macht allein es steht, ob und wie die Hilfe gelingt. Mitarbeiter in der Christlichen Heilkunde befehlen sich darum der segnenden und begleitenden Unterstützung ihrer Gemeinde an.

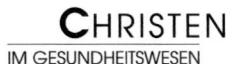

11. Seelsorge

Im Kontext Christlicher Heilkunde ist Seelsorge ein integrierter Dienst am Kranken in enger und durchlässiger Verbindung zu Therapie und Pflege, da sie selbst therapeutisch und die Seele pflegend wirkt und ihre spezifische Kompetenz in den existenziellen Fragen der Sinnfindung und des Leidens entfaltet. Sie selbst nimmt wiederum Kranke, Angehörige, Therapeuten und Pflegende in den heilenden Kontext der christlichen Gemeinschaft hinein.

12. Sorge für die Schwächsten

Da das Erbarmen Gottes nach christlicher Lehre vor allem und in ganz besonderer Weise den Allerschwächsten gilt, kann auch Christliche Heilkunde nicht anders, als ihnen ihre vorrangige Aufmerksamkeit zu widmen. Darum gehört auch naturgemäß die Begleitung Sterbender und Trauernder zu ihren Kernbereichen.

Literaturempfehlungen
zum Thema „Das Profil der Christlichen Heilkunde"

Lesetipps

Christen im Gesundheitswesen e.V. (Hg.), *Plädoyer für eine Christliche Heilkunde. 12 Thesen zur Christlichen Heilkunde*, CiG-Denkanstöße Nr. 1

Beyreuther, Erich, *Geschichte der Diakonie und Inneren Mission in der Neuzeit*, Lehrbücher für die diakonische Arbeit, Hg. H.C v. Hase, Bd. 1 (Wichern: Berlin, 1962)

Brandt, Wilfried, *Für eine bekennende Diakonie: Beiträge zu einem evangelischen Verständnis des Diakonats* (Aussaat, Neukirchener: 2001)

Campbell, Alastair V., *Nächstenliebe mit Maß: Helferberufe - christlich gesehen* (Vandenhoeck & Ruprecht: Göttingen, 1986)

Huber, Ellis, *Liebe statt Valium: Konzepte für eine neue Gesundheitsreform*, aktualisierte u. erg. Taschenbuchausg. (Droemer Knaur: München, 1995)

Moltmann, Jürgen, *Diakonie im Horizont des Reiches Gottes: Schritte zum Diakonentum der Gläubigen*, mit einem Beitrag v. U. Bach u. einem Geleitwort v. T. Schober, 2. Aufl. (Neukirchener: Neukirchen-Vluyn, 1989)

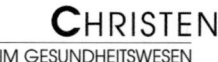

Reflexion | *Fragen und Impulse zum ersten Abend*

Wo erlebe ich erfreuliche und ermutigende Momente der Christlichen Heilkunde in meinem beruflichen Umfeld? ....

....

....

....

....

Wenn ich könnte, wie ich wollte: Wie würde ich dann mein Christsein im Beruf verwirklichen? ....

....

....

....

Was hindert mich daran? ....

....

....

....

Was will ich verändern? ....

....

....

....

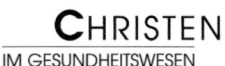

2. Krankheit, Heilung und Gesundheit

2.1. Menschenbild und Heilungsverständnis

These 1: Es gibt keine wertneutrale Heilkunde

2.1.1. Weltanschauungen im heutigen Gesundheitswesen

Im Gesundheitswesen unserer Zeit finden sich im Wesentlichen folgende Weltanschauungen:

- Rationalismus/Materialismus
- Humanismus
- Naturalismus
- Fernöstliche Religiosität; Esoterik/New Age,
- Christliches Menschenbild

Es folgt eine kurze Skizzierung der verschiedenen Strömungen in Bezug auf ihre Bedeutung im medizinischen Bereich.

Theologie

Anthropologie

Sicht vom gesunden Menschen

Sicht von der Krankheit

Pflegerische oder therapeutische Handlung

Medizin und Weltanschauung nach F. Sanchez

Materialismus/Rationalismus

Nur das, was materiell fassbar und messbar ist und was wir vom Verstand her begreifen und beweisen können, ist von Bedeutung.

Im medizinischen Bereich heißt das: Alle Lebensvorgänge – gesunde oder krankhafte – lassen sich als mit dem Verstand erfassbare Prozesse im Bereich von Materie erklären. Man muss den entsprechenden Defekt in der „Maschine Mensch" finden und reparieren, dann funktioniert das Ganze wieder, d.h. dann ist der Mensch wieder gesund.

Große Bereiche der Schulmedizin sind von dieser Anschauung geprägt.

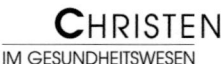

Humanismus

Humanismus

Nicht nur der Körper wird gesehen, sondern auch die Seele.

Der Humanismus stellt den Menschen in seiner Willensfreiheit in den Mittelpunkt. Der Mensch gilt als Maß aller Dinge. Ziel ist die volle Entfaltung der geistigen und sittlichen Kräfte des Menschen.

Da der Mensch das Maß aller Dinge ist, entscheidet er über Wert und Unwert des Lebens. Es gibt keine Autorität über dem Menschen, keine Transzendenz, keine Perspektive über den Tod hinaus, keinen Trost aus der Gottesbeziehung. Sterben bedeutet das „Aus".

Die Kraft zur Bewältigung von Krankheit muss der Mensch aus sich heraus beziehen.

Naturalismus

Naturalismus

Die Natur ist das Maß aller Dinge. „Hauptsache natürlich"; „die Natur ist die beste Medizin".

Zu recht beurteilt der Naturalismus die synthetische Medizin kritisch. Aber was ist natürlich?

Auch der Naturalismus verzichtet auf die Transzendenz. Er bleibt in den Grenzen von Materialismus und Humanismus.

Fernöstliche
Religiosität
Esoterik

Fernöstliche Religiosität, Esoterik

Neben der körperlichen, seelischen und psychosozialen Ebene wird auch die spirituelle Dimension des Menschen mit einbezogen – was einem tiefen Bedürfnis des Menschen entspricht. Die Ganzheitlichkeit wird betont. Esoterik macht das Hingeordnetsein des Menschen auf die Transzendenz deutlich. Das wirkt sehr anziehend für den modernen Menschen, der nach „mehr" sucht.

Die Esoterik verbindet fernöstliche Religiosität mit westlichen Wissenschaftsbegriffen. Sie zapft „kosmische" Energien durch entsprechende Techniken an. Die Lebenskraft soll wieder ins Fließen gebracht werden; dies führe zur Gesundung.

Ziel ist das Einswerden mit dem Kosmos; das Selbst löst sich auf in der Weltenseele.

Esoterik verwendet viele Begriffe, die auch im christlichen Kontext üblich sind, meint aber bei genauerem Hinsehen oft etwas ganz anderes. Zu Grunde liegt ein

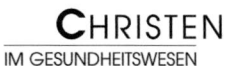

energetisches Konzept: „Gott" ist eine unpersönliche kosmische Kraft; es gibt keine personale Beziehung zwischen Gott und dem Menschen.

MENSCHENBILDER IN DER MODERNEN MEDIZIN
mit ihrem Horizont der Sichtweisen (schematisch stark vereinfacht)

RATIONALISMUS-MATERIALISMUS	HUMANISMUS	CHRISTLICHES MENSCHENBILD
← NATURALISMUS →	← FERNÖSTLICHE RELIGIOSITÄT →	
	← ESOTERIK/NEW AGE →	
		Geistlicher Horizont (Heile - Gestörte Beziehung zu Ursprung, Sinn und Ziel des Lebens - zu Gott)
	Seelischer Horizont (Psychologie - Psychopathologie)	Seelischer Horizont (Psychologie - Psychopathologie)
Körperlicher Horizont (Physiologie - Pathologie)	Körperlicher Horizont (Physiologie - Pathologie)	Körperlicher Horizont (Physiologie - Pathologie)

2.1.2. Das biblisch-christliche Menschenbild

These 2: Das christliche Menschenbild ist unverwechselbar

Unser Menschenbild

Die wichtigste Quelle für das christliche Verständnis von Welt und Mensch ist die Bibel. Dort finden wir verschiedene Bilder vom Menschen. Daraus ergeben sich aber klare Grundkonturen, wie Gott uns als Menschen gedacht und geschaffen hat.

→ Die Bibel sieht den Menschen in der Einheit von Leib, Seele und Geist als ein Beziehungswesen, das zu Gott ebenbildlich geschaffen ist.

Der Mensch ist Geschöpf

Der Mensch als Geschöpf

Der Mensch verdankt sein Leben dem dreifaltigen Schöpfergott. Das Wesen des dreifaltigen Gottes ist Beziehung, Lebensaustausch, vollkommene gegenseitige Liebe. Aus dieser Liebe heraus, die nicht bei sich bleibt, sondern sich immer wieder neu verschenkt, zeugt Gott neues Leben.

Geschöpf sein bedeutet: Ich bin ins Dasein gerufen, ich bin gewollt. Indem Gott den Menschen schafft, sagt er ja zu ihm. Er nimmt sein Ja nicht mehr zurück.

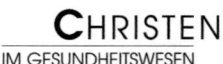
Geschöpf der Liebe Gottes zu sein - darin liegt die tiefste Würde, der eigentliche Wert und Sinn, die wahre Identität und Schönheit, die Einzigartigkeit jedes Menschen.

Abbild Gottes

Der Mensch ist Abbild Gottes

Das, was den Menschen von allen anderen Lebewesen unterscheidet, ist sein von Gott eingehauchter Geist. Hier finden sich die Grundlagen unserer Identität: Gewissen, unzerstörbarer Personkern und die Fähigkeit, nach dem Sinn zu fragen.

Abbild des Schöpfergottes zu sein beinhaltet, auf das Urbild, auf Gott hin ausgerichtet und angelegt zu sein. Gott hat sein Wesen in den Menschen hineingelegt. Darum weiß der Mensch in seinem innersten Kern um die grenzenlose Liebe. Von daher kommt auch seine tiefe Sehnsucht, bedingungslos und vollkommen geliebt und bejaht zu werden.

Die Urbestimmung des Menschen als Geschöpf und Abbild Gottes liegt darin, dass seine Existenz auf den Schöpfer hinweisen soll, den Urgrund aller Liebe und allen Seins. Ziel des menschlichen Lebens ist es, Antwort zu geben auf die Liebe Gottes. Das ist im Grunde die tiefste Sehnsucht des Menschen, die tiefste Verwirklichung seines Seins.

3 Dimensionen

Der Mensch als Einheit von Leib, Seele und Geist

Das hebräisches Denken der Bibel kennt im Grunde keine Unterteilung in Körper, Seele und Geist; es sieht den Menschen immer als Ganzes. Leib, Seele und Geist sind nicht voneinander abgetrennte Bereiche, sondern wie Höhe, Breite und Tiefe die drei Dimensionen der *einen* menschlichen Daseinsform, die immer ineinander wirken. Die Dimension des Geistes als das spezfisch Menschliche öffnet uns zur göttlichen Transzendenz hin.

Wir sind Beziehungswesen

Der Mensch ist ein Beziehungswesen

> **These 5: Die versöhnte Beziehung von Gott und Mensch ist grundlegend für die Christliche Heilkunde.**

Gott hat den Menschen als Beziehungswesen geschaffen.

Als Mann und Frau ist der Mensch abbildlich dazu berufen, Mit-Liebender Gottes zu sein; Frau und Mann sind zur Fruchtbarkeit und zur Gestaltung der Erde beauftragt.

Der Mensch entfaltet sein Leben in vier Beziehungsdimensionen:

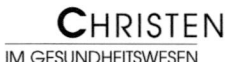

- zu sich selbst
- zu den Mitmenschen
- zur Umwelt
- zu Gott

Sein ganzes Leben hindurch ist der Mensch ein Werdender, bis ins Sterben hinein. Darum darf kein Mensch als „hoffnungsloser Fall" betrachtet werden.

Das Werden des Menschen schließt auch seine Gebrochenheit mit ein, die Entfremdung von Gott und seiner Liebe, das tiefsitzende Misstrauen als Gegenstück zum Urvertrauen. Die Bibel bezeichnet die Gottentfremdung des Menschen als seine tiefste und größte Not. Sie sagt Sünde dazu. Gott begegnet dem Sünder mit rettender Liebe, indem er in seinem Sohn Jesus (=„Retter") selbst Mensch wird, um uns durch sein Leben, Leiden und Auferstehen und die hoffnungsstiftende Kraft des Heiligen Geistes von seiner bedingungslosen Vaterliebe vollkommen zu überzeugen. Dadurch wird die durch den Sündenfall gebrochene Gottesbeziehung wiederhergestellt.

Die notwendige Erneuerung der Gottesbeziehung durch den Glauben an Jesus Christus wirkt heilend in die Beziehungen des Menschen zu sich selbst, zu den anderen und zu seiner Umwelt hinein.

2.1.3. Thesen zum Heilungsverständnis[1]

Heilungs-
verständnis

Gott ist als Schöpfer am Heil aller interessiert. Heil im grundlegenden, umfassenden und ganzheitlichen Sinn erfährt aber nur, wer in ein Vertrauensverhältnis zu Gott zurück findet.

Der Mensch ist Teil der Schöpfung Gottes. Die Regenerationsfähigkeit des menschlichen Körpers und die Heilkräfte der Natur zeigen etwas von der Vorsorge Gottes für den Menschen. Gott überlässt den Menschen nicht schutzlos der destruktiven Macht von Krankheiten. Das Gesundheitswesen beschäftigt sich im Wesentlichen mit den naturwissenschaftlichen Aspekten von Heilung und versucht, die Ressourcen der Schöpfung zu erkennen und zum Wohl des Menschen zu nutzen. Im Gesundheitswesen tätige Personen rufen im Rahmen ihrer Möglichkeiten kranke Menschen zu Selbstverantwortung und Prävention auf und unterstützen sie dabei. Diese Tätigkeiten können mit den Ordnungen, die Gott den Menschen gegeben hat, begründet werden.

---

[1] Aus dem Heilungsverständnis der Nehemia-Initiative e.V., Karlsruhe; erarbeitet im Frühjahr 2009. Dem Arbeitskreis zur Erstellung des Papiers gehörten an: Friedemann Calmbach, Claudia Elwert, Ulrich Schlittenhardt, Bernhard Frey und Hans-Arved Willberg.

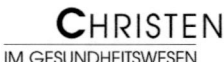

Wo der Mensch seine sozialen Beziehungen nach Gottes Willen gestaltet, in einer gesunden Balance von Arbeit und Ruhe lebt und seinen Körper mit Weisheit ernährt und pflegt, bewahrt er sich zu einem gewissen Maß unter der heilenden Vorsorge Gottes. Die Freiheit des menschlichen Willens lässt jedoch zu, dass der Mensch diesen natürlichen Schutzraum verlässt.

Wir glauben, dass die wesentliche Heilkraft der Gemeinde im Geheimnis der Liebe Gottes liegt, durch welche die Glieder des Leibes Christi miteinander verbunden sind.

Im Alten und Neuen Testament wird das vielfältige Heilungswirken Gottes berichtet. Jesus vollbrachte viele Heilungen in der Kraft des Heiligen Geistes. In diesen Heilungen wird der Ruf Gottes nach dem Menschen konkret. Heilungen sind nicht Selbstzweck, sondern Einladung in ein neues Verhältnis zu Gott.

Wir wollen darum im Dienst des Evangeliums an allen Menschen mit der Gegenwart des Heiligen Geistes rechnen und Heilung erwarten. Jesus selbst hat viele Menschen frei gemacht und geheilt und hat seinen Auftrag zu heilen an seine Nachfolger übertragen.

Bis zu der Zeit, in der das Reich Gottes vollständig aufgerichtet wird, bleiben Heilungen vorläufig. Sie künden aber von Gottes endgültigem Sieg und einem Leben in der Fülle Gottes ohne Leid, Schmerz und Not. Bis zu diesem Tag lernen wir, dankbar zu werden und Gott in allen Dingen zu vertrauen. Die Kunst des Lebens besteht auch in der Kunst des Sterbens: Sterben zu lernen bedeutet loslassen zu lernen. Nur so kann unser Leben im Tod, der trotz aller Heilungszeichen unvermeidlich bleibt, zur Erfüllung und Vollendung gelangen.

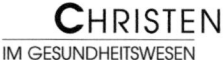

CHRISTEN
IM GESUNDHEITSWESEN

Fragen und Impulse zum zweiten Abend   Reflexion

Was bedeutet es mir persönlich für meine Aufgabe im Gesundheitswesen, einzigartiges, geliebtes Geschöpf Gottes zu sein?..

....

....

....

....

Wo und wie begegnet mir die Not der Gottentfremdung in meinem beruflichen

Umfeld? Wie geht es mir damit? ....

....

....

....

....

An welchen Punkten erlebe ich besonders schmerzlich die Diskrepanz zwischen

meinem Menschenbild und meiner Berufspraxis? ....

....

....

....

....

Was will ich verändern? ....

....

....

....

....

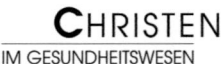

3. Abend

2.2. Gesundheit und Krankheit aus biblischer Sicht

These 3: Das biblische beziehungsweise christlich-anthropologische Verständnis von Krankheit und Gesundheit fordert zum Umdenken heraus.

Nach biblischem Verständnis ist Krankheit ein Zustand mangelnder Lebenskraft in leiblicher, seelischer oder geistig-spiritueller Hinsicht. Im Gegensatz dazu bedeutet Gesundheit im biblischen Sinn, sein Leben in den vier Beziehungsrichtungen zu sich selbst, den Mitmenschen, der Umwelt und Gott, vital entfalten zu können.

Gesundheit missverstanden

2.2.1. Missverständnisse von Gesundheit

1. *„Krankheit ist ein Defekt des Körpers"*

Hier wird ein Teil der Wahrheit zur ganzen Wahrheit gemacht. Diese weit verbreitete Meinung geht aus der rationalistisch-materialistischen Weltanschauung hervor. Der Kranke als Person gerät dabei aber aus dem Blick. Der Mensch ist weit mehr als die Summe seiner biologisch-körperlichen Funktionen.

2. *„Gesundheit ist ein Zustand vollkommenen körperlichen, mentalen und sozialen Wohlbefindens"*

So hat die Weltgesundheitsorganisation (WHO) Gesundheit definiert. Weltanschaulicher Hintergrund dieser Auffassung ist das humanistische Menschenbild, das eine transzendente Realität als relevanten Faktor für den Menschen ausschließt. Problematisch ist außerdem, dass Gesundheit und Wohlbefinden gleich gesetzt werden. Gesundheit als die Fähigkeit zur Bewältigung schwerer Lebenserfahrungen gerät dadurch völlig aus dem Blick. Behinderung scheint eine Form von Krankheit zu sein.

3. *„Der Geist des Menschen ist wichtiger als die Seele und der Leib"*

Dieses Missverständnis ist besonders stark in christlichem Gedankengut anzutreffen. Dahinter steht die unbiblische Auffassung, Seele und Leib seien der „Fleischlichkeit" zuzuordnen und nur der Geist dem geistlichen Bereich. Der Bibel nach verhält sich der Mensch aber als leiblich-seelisch-geistig Ganzer entweder fleischlich oder geistlich. Leider ist im Zusammenhang dieses Missverständnisses eine Vernachlässigung seelischer und körperlicher Bedürfnisse unter Christen nicht selten. Ein gesundheitsfördernder Lebensstil ist hier aber genauso notwendig wie im geistigen und spirituellen Bereich.

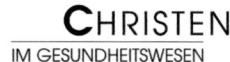
4. *„Mit dem Körper lebt der Mensch in Beziehung zur Umwelt, mit der Seele zu sich selbst und mit dem Geist zu Gott"*

Dieses „Schubladendenken" begrenzt stark die Lebensentfaltung und damit auch Gesundungsprozesse. Der Bibel nach ist der Mensch jedoch eine untrennbare dreidimensionale Einheit von Leib, Seele und Geist. Unsere Beziehung zu Gott, zur Umwelt und zu uns selbst geschieht immer und überall zugleich leiblich, seelisch und geistig. Entsprechend ist der Mensch in der Lage, mit Krisen umzugehen. Zum Beispiel kann er körperliche Defizite durch besondere Konzentration auf seelische und geistige Ressourcen ausgleichen. Ein körperlich stark behinderter Rollstuhlfahrer kann darum wesentlich gesünder sein als ein körperlich unversehrter Mensch in unbewältigter seelischer, geistiger oder spiritueller Not.

5. *„Gesund wird man durch Heilungswunder"*

Das ist ebenso einseitig wie die Behauptung, gesund würde man durch Medizin oder durch bestimmte Formen der Therapie. Gesundheit ist aber kein statischer Ist-Zustand, sondern ein dynamischer Weg der Lebensentfaltung. Gesund sind wir immer nur mehr oder weniger und letztlich kranken wir alle daran, dass wir sterben müssen. Gesundheit ist die Bewältigung des Weges, der uns durch alle Krisen und Krankheiten hindurch an das Ziel unseres Lebens bringt.

2.2.2. Krankheit und Heilung als spiritu-psycho-somatisches Phänomen

These 4: Ziel der Christlichen Heilkunde ist der heile - nicht der unversehrte - Mensch in der Schöpfungsordnung Gottes.

Der Mensch als spirituelles Wesen

Das einseitig materialistische Krankheitsverständnis wird in der Medizin zunehmend in Frage gestellt. Mehr und mehr setzt sich die Auffassung durch, dass Krankheit „bio-psycho-sozial" definiert werden müsse. Die Psychosomatik wird nicht mehr nur als ein Teilbereich der Medizin gesehen. Man möchte heute Gesundheit und Krankheit in der untrennbaren Wechselbeziehung von Körper, Seele und Umwelt begreifen. Im Mainstream der gegenwärtigen Medizin wird dabei aber der spirituelle Aspekt noch immer weitgehend ausgeschlossen oder lediglich als eine Unterkategorie des Seelischen berücksichtigt. Wir glauben nicht, dass man dem Menschen damit wirklich gerecht wird. Denn gerade die spirituelle Dimension unterscheidet ihn wesentlich vom Tier. Auch Tiere sind bio-psycho-soziale Wesen. Nur der Mensch ist spiritu-bio-psycho-sozial. Die Christliche Heilkunde nimmt diese Dimension genauso enst wie die anderen.

Die spirituelle Dimension

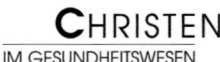
Die Frage nach dem Sinn

Die Brücke zur spirituellen Dimension der Krankheit ist die Frage nach dem Sinn. Herkömmliche medizinische Diagnostik beschränkt sich auf das *Erklären* von Krankheit. Sinn kann aber nicht erklärt, sondern nur *verstanden* werden. Erklären kann ein Helfer den Mechanismus einer Krankheit weitgehend auch ohne den Betroffenen. In der materialistisch geprägten Medizin scheint das Urteil des Kranken selbst für Diagnose und Behandlung oft sogar unerwünscht und störend zu sein. Entscheidend für die Heilung im Sinne der Bewältigung des Leidens ist aber, welche Bedeutung es für den Prozess der Lebensentfaltung dieses Menschen hat. Die Frage ist, wie der Kranke seine Leidenserfahrung in den Zusammenhang seiner Lebensgeschichte integriert, als Etappe auf dem Weg zu seinem individuellen Ziel. Diese Frage ist transzendent (transcedere = hinübergehen), existenziell und spirituell, denn es ist die Frage nach dem Woher und Wohin des eigenen Lebens. Die Antwort auf diese Frage enthüllt sich nur auf dem Weg des Verstehens. Der Helfer unterstützt den Kranken auf diesem Weg, wenn er sich nicht nur darum bemüht, die Krankheit zu erklären, sondern auch den Kranken zu verstehen. Nur so fördert er die Heilung im umfassenden und eigentlichen Sinn.

Kausale und finale Diagnose

Christliche Heilkunde unterscheidet zwei Formen der Krankheitsdiagnose: Die kausale und die finale. Die kausale Diagnose erklärt das Zustandekommen der Krankheit. Die finale Diagnose stellt die Frage, wozu die Krankheit im Leben Bedeutung haben mag und wohin der Gesundungsweg zielt. Notwendig kommen hier die letzten Fragen des Sinns in den Blick, insbesondere auch die Frage der Lebensberufung.

Das Umfassende der Heilung

Die eigene Erkrankung im großen Sinnzusammenhang von Lebensthemen zu verstehen, die für den individuellen gottgeschenkten Berufungsweg von Bedeutung sind, ist ein wesentlicher Aspekt in der Christlichen Heilkunde. Auch Heilung verstehen wir darum als etwas Umfassendes: Über das Verschwinden von Krankheitssymptomen hinaus geht es um ein Hineinfinden des Menschen in seine Lebensberufungen, um ein Entfalten dessen, was Gott ihm zugedacht hat.

2.2.3. Die Heilkraft des Glaubens

These 9: Christliche Heilkunde hat auch einen wissenschaftlichen Zugang.

Der Einfluss von Religiosität und Spiritualität auf Krankheit und Gesundheit ist im Lauf der letzten drei Jahrzehnte in zahlreichen wissenschaftlichen Studien untersucht worden. Ein großer Teil dieser Forschungen wurde in den USA

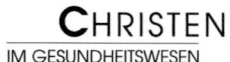

durchgeführt und in den maßgeblichen führenden medizinischen Fachzeitschriften veröffentlicht.

Der Medizinforscher Prof. Dale A. Matthews hat zusammen mit Co-Autoren den Forschungsstand Ende der 90er Jahre gesichtet. Er kam zu dem Ergebnis, dass sich „ein aktives positives Glaubensleben [...] positiv auf die Gesundheit und das Wohlbefinden auswirkt" (Dale Matthews, *Glaube macht gesund: Spiritualität und Medizin* (Herder : Freiburg, Basel, Wien, 2000, S. 52). Es vergrößert die Chancen,

- gesund zu bleiben und lebensbedrohliche Krankheiten zu vermeiden,
- sich bei ernsthaften Erkrankungen schneller zu erholen,
- mit ernsthaften Krankheiten besser umgehen zu können,
- psychische Erkrankungen zu vermeiden und Stress besser zu bewältigen,
- Suchtprobleme zu vermeiden,
- ein gelingendes Ehe- und Familienleben zu führen,
- mehr Sinn im eigenen Leben zu finden (ebd., S. 28).

Am gesündesten scheint es dem Befund nach zu sein, wenn ein Mensch seine individuelle Spiritualität im Bezugsrahmen einer bestehenden Religion auslebt. Religiosität, die ohne bedeutsame innere Erfahrung bleibt oder nur zweckgebunden für den eigenen Vorteil praktiziert wird (wie z.B. um gesund zu werden), hat Matthews zufolge die geringsten Aussichten auf heilende Wirkungen, auf die Liebe zu Gott und den Menschen ausgerichtete Spiritualität hingegen die größten (ebd., 73).

Wesentliche Erkenntnisse über die Heilkraft des Glaubens sind auch aus dem durch Aaron Antonowsky begründeten Forschungsgebiet der Salutogenese hervorgegangen.

Diese Ergebnisse wurden durch die Forschungsarbeit der vergangenen Jahren weiter deutlich bestätigt und vertieft (aktuelle Informationen finden sich fortlaufend auf der Website des „Forschungsinstituts für Spiritualität und Gesundheit", www.fisg.ch).

Literaturempfehlungen
zum Thema „Krankheit, Heilung und Gesundheit"

Lesetipps

Christen im Gesundheitswesen e.V. (Hg.), *Alternative Heilverfahren aus christlicher Sicht*, CiG-Denkanstöße Nr. 4

Christen im Gesundheitswesen e.V. (Hg.), *Skizzen zu Krankheit - Gesundheit - Heilung. Gesundheitsfördernder Lebensstil*, CiG-Denkanstöße Nr. 2

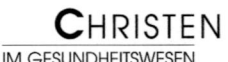
Akashe-Böhme, Farideh, Böhme, Gernot, *Mit Krankheit leben: Von der Kunst, mit Schmerz und Leid umzugehen* (Beck: München, 2005)

Antonowsky, Aaron, *Salutogenese: Zur Entmystifizierung der Gesundheit*, deutsche erw. Ausg. v. Alexa Franke, aus d. Amerik. v. A. Franke u. N. Schulte, Forum für Verhaltenstherapie und psychosoziale Praxis, Bd. 36 (Deutsche Gesellschaft für Verhaltenstherapie: Tübingen, 1997)

Bittner, Wolfgang J., Pfeifer, Samuel, *Auf der Suche nach Gesundheit: Chancen und Grenzen der Alternativmedizin*, 3. unveränd. Neuaufl. (R. Brockhaus: Witten, 2008)

Bräumer, Hansjörg, *Schatten vor meinem Gesicht: Kranksein vor dem unbegreiflichen Gott* (Hänssler: Neuhausen-Stuttgart, 1992)

Bucher, Anton, *Psychologie der Spiritualität* (Beltz PVU: Weinheim, 2007)

Großmann, Siegfried, *Ich bitte Dich, dass Du mich heilst: Die Gabe der Krankenheilung im Neuen Testament und heute* (Brunnen: Gießen, 2007)

Grün, Anselm, Dufner, Meinrad, *Gesundheit als geistliche Aufgabe*, Münsterschwarzacher Kleinschriften, Bd. 57 (Vier-Türme-Verlag Münsterschwarzach: Münsterschwarzach, 1989)

Hontschik, Bernd, *Körper, Seele, Mensch: Versuch über die Kunst des Heilens* (Suhrkamp: Frankfurt, 2006)

Matthews, Dale A., *Glaube macht gesund: Erfahrungen aus der medizinischen Praxis*, Herder: Freiburg i.B., Basel, Wien, 2000)

Mayer-Scheu, Joseph, Kautzky, Rudolf, *Vom Behandeln zum Heilen: Die vergessene Dimension im Krankenhaus*, 2. Aufl. (Vandenhoeck & Ruprecht: Göttingen, Wien, 1982)

Spiro, Howard, *Placebo: Heilung, Hoffung und Arzt-Patient-Beziehung*, aus d. Engl. v. I. Erckenbrecht (Hans Huber: Bern, 2005)

Verres, Rolf, *Was uns gesund macht: Ganzheitliche Heilkunde statt seelenloser Medizin* (Herder: Freiburg i.B., Basel, Wien, 2005)

Weizsäcker, Viktor von, *Der Arzt und der Kranke: Stücke einer medizinischen Anthropologie*, bearbeitet v. P. Achilles, Gesammelte Schriften, Hg. P. Achilles et al., Bd. 5 (Suhrkamp: Frankfurt a.M., 1987)

Zimmerling, Peter, *Evangelische Spiritualität: Wurzeln und Zugänge* (Vandenhoeck & Ruprecht: Göttingen, 2003)

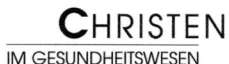

Fragen und Impulse zum dritten Abend

Welchen Prozess des Umdenkens im Blick auf Theorie und Praxis des Gesundheitsdienstes bemerke ich bei mir selbst? ....

....

....

....

....

Welche hoffnungsvollen Ansätze zur Verwirklichung Christlicher Heilkunde nehme ich in der Gesellschaft wahr? ....

....

....

....

....

Wie kann ich meine Patienten unterstützen, einen ganzheitlichen Heilungsweg zu beschreiten? ....

....

....

....

....

Was will ich verändern? ....

....

....

....

....

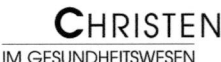
4. Abend

3.　Als Christ kranke Menschen begleiten

Die Ebenen der Patientenbegleitung in der CHK

3 Ebenen der CHK

1. Ebene: Sensibilisieren
Ein Grundverständnis für die spiritu-psycho-somatische Ganzheit und Achtsamkeit dafür im Alltag entwickeln.

2. Ebene: Intervenieren
Ganzheitliche Kurz- und Krisenintervention, bei Bedarf über die berufsspezifische Begleitung hinaus . Menschen, die sich in akuten Notlagen befinden, im Blick auf die spiritu-psycho-somatische Ganzheit beistehen.

3. Ebene: Kooperieren
In Netzwerken und Zentren multiprofessionell zusammenarbeiten.

3.1.　Rollenverständnis und Kommunikation

These 6: Die Gestaltung der Patient-Therapeut-Beziehung unterscheidet sich in der Christliche Heilkunde wesentlich von säkularen oder anderen religiös motivierten Beziehungsmustern.

In der herkömmlichen Schulmedizin wird das Rollenverständnis hauptsächlich vom Krankheitsproblem her definiert. Die große Gefahr besteht, dass der Helfer dem Patienten aus der überlegenen Warte der Fachperson dem Laien gegenüber begegnet, wie ein Automechaniker dem Kunden, der seinen Wagen zur Werkstatt bringt.

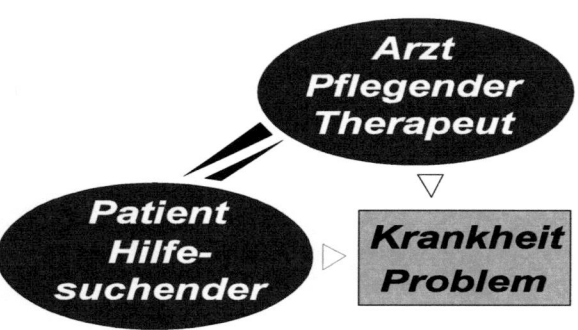

Häufige Gestaltung der Helfer-Patienten-Beziehung in der Schulmedizin

Begegnung auf Augenhöhe

In der Christlichen Heilkunde begegnen sich Patient und Helfer auf Augenhöhe. Sie sind gleichermaßen darauf angewiesen, dass Gott ihnen Einsicht in den Bedeutungszusammenhang der Krankheit schenkt. Der Patient ist die vorrangige „Fachperson", was seine eigene Krankheit betrifft, denn es handelt sich nicht nur um einen Defekt eines Teils von ihm, sondern er als ganzer Mensch ist betroffen und beteiligt (Abbildung S. 28).

3.1.1.　Von Mensch zu Mensch

Als Helfer nehmen wir mit unserer Fachkompetenz eine bescheidene, dienende Haltung ein. Das wirkt sich erkennbar in der Kommunikation mit dem Patienten aus:

26

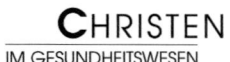
> Wir bemühen uns um konsequente Wertschätzung dem Patienten gegenüber.

> Wir verzichten auf Besserwisserei und Bevormundung; stattdessen nehmen wir den Patienten in seinen geäußerten Problemen und Bedürfnissen ernst und achten seine eigene Entscheidungskompetenz.

> Stellvertretend setzen wir uns besonders schützend und fördernd für die Bedürfnisse des Patienten dort ein, wo er es selbst nicht kann.

> Wir vermitteln dem Patienten Diagnosen, Prognosen und therapeutische Maßnahmen auf eine Weise, die nicht nur uns selbst verständlich erscheint, sondern die er im Rahmen seiner Möglichkeiten tatsächlich versteht und verkraftet.

> Wir betrachten den Patienten nicht nur als einen punktuellen „Fall" im Ausschnitt seines Krankheitsbildes, sondern wir bemühen uns darum, ihn mit seinem familiären, beruflichen, kulturellen, religiösen und lebensgeschichtlichen Hintergrund achtsam wahrzunehmen und ihm achtungsvoll zu begegnen.

> Unangenehme Sachzwänge verfügen wir nicht einfach über den Patienten, sondern wir begründen sie und teilen ihm unser Bedauern mit, wenn sie unumgänglich sind.

> Wir respektieren die Ängste und Einschränkungen des Patienten mitsamt seinen Widerständen und bestrafen ihn nicht mit Sanktionen, sondern werben um Einsicht und Verständnis.

> Wir nehmen uns für alle wichtigen Kommunikationsangelegenheiten mit dem Patienten ausreichend Zeit, was beinhaltet, dass auch er genug Zeit zu Verarbeitung, klärenden Rückfragen und zur Äußerung seiner eigenen Ansichten, Ansprüche, Wünsche und Gefühle erhält.

> Insbesondere bei sehr unangenehmen Mitteilungen bemühen wir uns um Takt und Einfühlung in die Perspektive des Patienten: Wie wird er das aufnehmen können?

> Wir bemühen uns im Gespräch mit dem Patienten um Realismus und erwecken deshalb weder Illusionen in ihm noch legen wir ihn auf unsere Prognosen fest. Nur Gott kennt seine Zukunft.

> Wir kooperieren zugunsten des Patienten interdisziplinär und delegieren wichtige Gesprächsinhalte dort, wo wir selbst an unsere Grenzen kommen (z.B. an die Seelsorge).

> Wir kommunizieren auch im therapeutischen Team klar verständlich und konstruktiv und vermeiden dadurch nicht zuletzt, dass der Patient durch unterschiedliche Informationen verunsichert wird.

> Wir verstecken uns dem Patienten gegenüber nicht hinter unserer fachlichsachlichen Fassade, sondern zeigen uns ihm als echte Mitmenschen.

> Wir gehen Konflikten mit Patienten und Angehörigen nicht aus dem Weg, sondern bemühen uns aktiv um Verständigung und konstruktive Lösungen.

> Wir vermitteln nicht nur Sicherheit durch unser professionelles Auftreten, sondern nehmen auch konstruktive Kritik dankend an und stehen zu unseren Fehlern, Schwächen und Begrenzungen.

Dienende
Kommunikation

Konstruktiv
und kooperativ

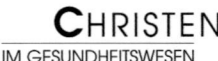

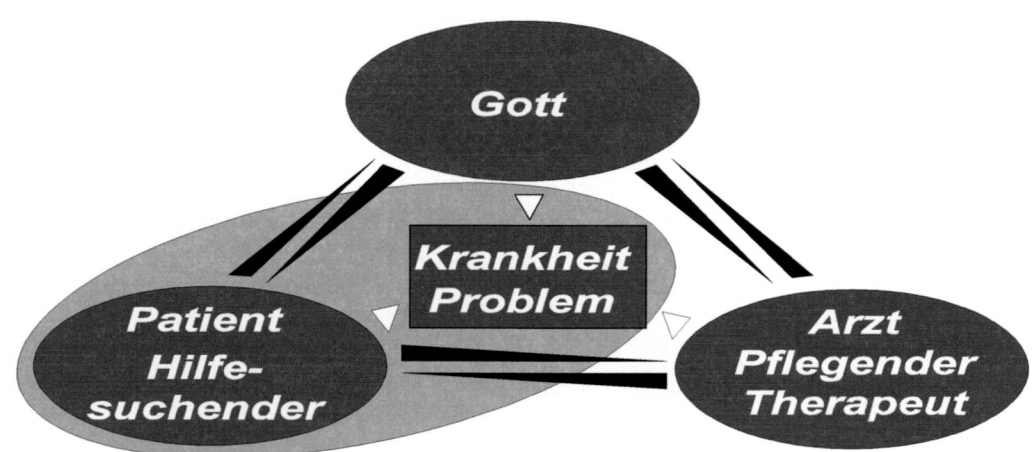

Die Helfer-Patienten-Beziehung in der Christlichen Heilkunde

Verstehen und
Verständigen

3.1.2. Verständigungsorientiert kommunizieren

Den Patienten zu verstehen ist für seine Heilung genauso wichtig wie seine Probleme zu erklären. Darum kommt es für die Christliche Heilkunde entscheidend darauf an, wie wir uns um Verständnis und Verständigung bemühen.

▸ Lass Dir und dem Patienten Zeit. Das ist viel weniger quantitativ als qualitativ gemeint. Auch wenn nur zwei Minuten zur Verfügung stehen: Nimm dir und gib ihm diese zwei Minuten ganz!

▸ Gib deine Zuhörbereitschaft durch eine zugewandte Haltung nonverbal zu erkennen (Blickkontakt, wenn möglich Platz nehmen, buchstäbliche Augenhöhe, offene Sitzhaltung).

▸ Lass dein Gegenüber ausreden.

▸ Lass den anderen zu Wort kommen. Hilf ihm dazu, indem du ihn freundlich fragst, was er denkt.

▸ Bemühe dich um einen guten Sprachstil. Das heißt: Gut strukturierte, unkomplizierte und vollständige Sätze, akustische Verständlichkeit, Vermeidung von Ausdrücken, die der Patient möglicherweise nicht versteht, nachvollziehbare Redegeschwindigkeit mit Verarbeitungspausen usw.

▸ Stelle sicher, dass die Aussagen des Patienten bei dir so angekommen sind, wie sie gemeint waren, indem du sie in eigenen Worten wiederholst.

▸ Verbalisiere empfundene und geäußerte Emotionen des Patienten und gib dadurch zu verstehen, dass du mitempfindest.

▸ Bitte gegebenenfalls taktvoll den Patienten, deine eigenen Aussagen zusammenzufassen, um sicherzustellen, dass sie so angekommen sind, wie du es gemeint hast.

▸ Respektiere die Äußerungen des Patienten, auch wenn sie dir nicht gefallen.

▸ Verzichte auf „Gesprächskiller", die dem anderen signalisieren können, nicht ernst- und wahrgenommen zu werden (z.B. Verharmlosen, schulmeisterliches Belehren und vieles mehr).

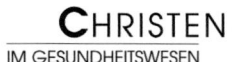

- Frage mutig und viel, wenn es darum geht, den anderen besser zu verstehen.
- Frage nicht, um den anderen zu dirigieren und zu manipulieren.
- Achte auf Ambivalenzen in den Äußerungen des Patienten und spiegele sie ihm gegebenenfalls taktvoll, ohne ihn bloßzustellen.
- Achte auf deine eigenen Gefühle und bringe sie dem Patienten gegenüber angemessen (nicht überfordernd), ehrlich und konstruktiv zum Ausdruck: Freude, Betroffenheit, Sorge, aber auch Enttäuschung. Teile negativ empfundene Gefühle nicht als Vorwurf (Du-Botschaft), sondern als Information deines eigenen Problems (Ich-Botschaft) mit.
- Halte Sach- und Beziehungsebene auseinander. Sei sachlich und nicht-aggressiv, wenn es zum Beispiel um die Durchsetzung von Vereinbarungen und Verordnungen geht. Teile deine Gefühle mit, wenn es um dich selbst, die Person des anderen und euer Verhältnis zueinander geht.

3.2. Beten und Segnen

Beten und Segnen ist vor allem und zuerst eine Herzenssache. „Gib, dass nicht bet allein der Mund, hilf, dass es geh von Herzensgrund", heißt es darum in einem alten Kirchenlied.

3.2.1. Geistliche Achtsamkeit

Christliche Heilkunde zu praktizieren bedeutet nicht, im Umgang mit Patienten, Angehörigen, Kollegen und Mitarbeitern über all die viele Arbeit hinaus „auch noch" missionarisch und evangelistisch tätig sein zu sollen. Sie sensibilisiert aber für die spirituelle Wirklichkeit und Bedürftigkeit. Um auf diese Impulse zu reagieren, ist meist nur sehr geringer Aufwand nötig.

Geistlich wach sein

Geistliche Achtsamkeit und Zeitaufwand im Umgang mit Patienten

Zuwendung	Zeitaufwand
Die spirituelle Dimension ernst nehmen	---
Signale spiritueller Bedürftigkeit wahrnehmen	kaum
Darauf eingehen, z.B. durch Nachfragen	wenig
Spirituelle Wünsche und Bedürfnisse weiterleiten, z.B. an die Seelsorge	wenig
Selbst diese Unterstützung geben	hängt von der Situation und den Möglichkeiten ab

Aus der realen Wahrnehmung der spirituellen Patientenbedürfnisse heraus können wir ihnen auch anbieten, für sie zu beten und sie zu segnen. Damit den Patienten auch wirklich dadurch gedient und geholfen wird, sind die folgenden praktischen Hinweise angebracht.

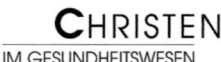

3.2.2. Zwölf praktische Hinweise zu Gebet und Segnung

12 Tipps zu Gebet und Segen

1. Sorge für einen geschützten Raum

So hilfreich Gebet und Segen für Patienten sein können, so wichtig ist es, den geeigneten Zeitpunkt dafür wahrzunehmen und einen diskreten, geschützen Raum dafür zu schaffen. Geregelte und geistlich verantwortlich von Pastoren geleitete Veranstaltungen wie Kranken- und Segnungsgottesdienste bieten sich zum Beispiel dafür an. Aber auch im Vierbettzimmer oder in der Praxis kann ein geschützter Raum entstehen.

2. Entspanne dich, sei still und höre

Auch wir selbst brauchen für Gebet und Segnung den geschützten Raum jenseits von Hektik und Getriebensein. Ganz mit dem Herzen bei der Sache und beim anderen sein können wir nur, wenn wir uns Zeit nehmen und zur Ruhe kommen. Beten und Segnen ist weniger ein Reden und Tun als ein Hören und Empfangen. Wir geben weiter, was uns in der Situation geschenkt wird.

3. Nimm eine empathische und solidarische Haltung ein

Was bewegt den anderen? Was ist seine Not? Wie erlebt er sie? Darin nehmen wir ihn unbedingt ernst. Unabhängig davon, ob er uns mehr oder weniger sympathisch erscheint, stellen wir uns zu dem anderen und nehmen seine Perspektive ein. Mit ihm zusammen kommen wir vor Gott. Auch wenn wir ihn segnen, stehen wir nicht über ihm. Wir akzeptieren ihn, wie er ist und achten auf das, was er braucht. Wir erspüren seine eigenen Ressourcen und überfordern ihn nicht, indem wir ihm unser eigenes Urteil und unseren Frömmigkeitsstil überstülpen.

4. Bemühe dich um eine liebevolle Atmosphäre

Eine liebevolle Atmosphäre kann man nicht machen, aber man kann sie von Herzen wollen. Und man kann aus dem Weg räumen, was sie blockiert, besonders auch dann, wenn Gebet und Segnung im Team geschehen. Wir können darauf achten, dass nichts zwischen uns steht. Die größte Kraft des Betens und Segnens liegt im authentischen liebevollen Klima der christlichen Gemeinschaft.

5. Sei offen für innere Eindrücke

Je nach Setting und Erwartung kann mehr oder weniger Raum für die Mitteilung von inneren Eindrücken sein. Ob und wie wir sie mitteilen, hängt vor allem vom Gegenüber ab. So oder so sind wir aber hörend bereit dafür, dass Gott uns Gedanken oder Bilder zu Trost und Hilfe des anderen schenkt. Und in jedem Fall gehen wir behutsam damit um und verzichten auf Pathos, Moralismus und direktive Festlegungen.

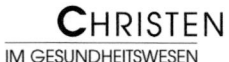

6. Übe keinen Druck aus

Gottes Geist befreit, wohin er kommt. Gesunde Heilung kann nur in einer Atmosphäre des Aufatmens und Entlastens geschehen. Es gibt krankhafte Heilungser-
wartungen und -versuche. Ihr gemeinsames Merkmal ist der Druck. Wir wider-
stehen allen auch noch so subtilen Versuchungen, irgendetwas zu erzwingen.
Wir geben keine Heilungsversprechen, auch nicht in der Verkleidung eines
„ganz festen Glaubens, dass Gott ein Wunder tun wird". Wir sind vorsichtig mit
Berührungen und legen dem Patienten nur die Hand auf, wenn wir sicher sind,
dass er es gern hat.

7. Sei kommunikativ, echt und ehrlich

Wir hören sorgsam zu und fragen nach, wenn der Patient seine Anliegen nennt.
Wir wollen das mit ihm und für ihn vor Gott bringen, was ihm selbst wichtig ist.
Wir dürfen aber auch während des Betens und Segnens miteinander und mit
dem Patienten reden und ihn zum Beispiel nach seinem Befinden fragen. Wir
dürfen sagen, was wir denken, wenn es nicht überfordert und verletzt. Es ist
wichtig, dass wir auch auf unsere eigenen Bedürfnisse achten. Wir brauchen
auch auf uns selbst keinen Druck auszuüben. Beten und Segnen ist kein Muss,
sondern eine Möglichkeit. Uns muss nicht zu allem etwas einfallen und wir müssen nichts sagen oder tun, was nicht von Herzen kommt. Was wir sagen und beten, ist transparent. Wir verfolgen keinen heimlichen, manipulativen Zweck damit.

8. Sei zurückhaltend, taktvoll und bescheiden

Wir haben keinen besseren Draht zu Gott als unser Gegenüber. Wir verhalten
uns darum nicht so, als wären wir mit besonderer Vollmacht ausgestattet. Wir
stehen genau wie er selbst hilflos vor der Rätselhaftigkeit und Übermacht des
Leidens. Wir übernehmen dankbar einen bescheidenen Dienst, mehr nicht. Wir
gehen respektvoll mit dem anderen um. Er darf sein, wie er ist, auch mit Eigen-
arten und Ansichten, die uns seltsam oder wenig förderlich erscheinen. Wir be-
arbeiten ihn nicht, sondern wir dienen ihm. Und wir achten auf die Grenzen seiner Bereitschaft, seines Fassungsvermögens und seiner Kraft.

9. Sei normal

Manche Christen reden im Gebet deutlich anders als sonst. Oft wirken sie ange-
strengt dabei, als müssten sie etwas produzieren, das ihnen gar nicht entspricht.
Häufig sind phrasenhafte Wiederholungen und Füllwörter. Es empfiehlt sich,
die eigenen Gebetsgewohnheiten (vielleicht auch die gewohnte Gebetshaltung)
einmal zu reflektieren. Sie mögen stark vom Stil der Gemeinde geprägt sein, in
der man zuhause ist. Aber der Patient kommt nicht aus unserer Gemeinde. Aus
Rücksicht machen wir im Gebet darum eher wenig Worte und wir sprechen so,

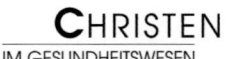

dass es ihn nicht befremdet. Hilfreich kann es sein, dazu auf liturgische Gebete zurückzugreifen. Wir vermeiden die „Sprache Kanaans", wenn unser Gegenüber sie nicht gewöhnt ist. Die meisten frommen Worte kann man auch anders sagen, ohne ihre Bedeutung zu verwischen.

10. Trage weiter Sorge für den anderen

Wir wollen nicht den Eindruck erwecken, als würden wir das Gebet an die Stelle notwendigen helfenden Handelns und echter empathischer Anteilnahme setzen. Darum achten wir darauf, welche konkreten Hilfestellungen der Patient gerade benötigt. Wenn wir können, leiten wir diese Maßnahmen auch ein oder verhelfen dazu. Außerdem beten wir weiter für ihn oder geben seine Anliegen anonym an ein Hintergrund-Gebetsteam weiter. Wenn möglich, fragen wir den Patienten später, wie es weitergegangen ist. Bei all dem achten wir aber auch sorgsam auf unsere eigenen Kapazitätsgrenzen.

11. Sei vorsichtig bei Auffälligkeiten

Gern sprechen wir Vergebung, Trost und Befreiung zu, aber wir achten darauf, dass wir nicht gestörte und kranke Phantasien, Ideen und Erwartungen bestätigen. Diese können zum Beispiel in depressiv überhöhten Selbstvorwürfen, paranoiden Schlussfolgerungen oder psychotischen Wahrnehmungen und Erwartungen bestehen.

12. Achte sorgfältig auf Diskretion

Nicht nur im Gebet zu zweit, sondern auch im größeren Rahmen bewahren wir Diskretion. Gebet eignet sich in der Regel nicht zu öffentlicher Demonstration. Insbesondere achten wir sorgsam auf die Schweigepflicht. Wir geben auch die Anliegen des Betreffenden nur mit seiner ausdrücklichen Erlaubnis oder anomysiert an Hintergrund-Beter weiter, die selbst verlässlich schweigen. So bleibt es auch im freien Ermessen des Patienten, beeindruckende Heilungserfahrungen mitzuteilen oder nicht.

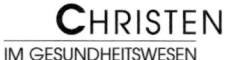

Fragen und Impulse zum vierten Abend

„Als Christ dem Patienten begegnen" - was macht mir Freude an diesem Gedanken? Was macht mir Angst? ....

....

....

....

....

Wie gelingt mir die Kommunikation mit meinen Patienten? Wie reagiere ich bei Konflikten? Was bereitet mir Schwierigkeiten? ....

....

....

....

....

Was kann ich konkret für geistlich suchende und bedürftige Patienten tun?

....

....

....

Was will ich verändern? ....

....

....

....

....

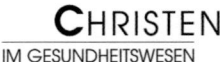

5. Abend

3.3. Krankheit als Lebenskrise

Zum Weg der Heilung im ganzheitlichen Sinn gehört es, nicht nur die körperlichen, sondern auch die seelischen Reaktionen in der Krankheitsverarbeitung wahrzunehmen und mit ihnen in guter Weise umgehen zu lernen.

3.3.1. Die Phasen der Krisenverarbeitung

Wenn Krankheit in unser Leben einbricht, verunsichert und verletzt uns das auch seelisch. Wir empfinden, dass uns Unrecht geschieht. Unsere Lebenspläne sind in Frage gestellt. Wir können Selbstwertprobleme bekommen.

Phasen
der Krise

Die gelingende Verarbeitung schwerer Krisen vollzieht sich meist in folgenden Phasen:

▸ Verdrängung und Verleugnung
▸ Aggressive Auflehnung
▸ Angestrengtes Suchen nach Lösungen („Verhandeln")
▸ Resigniertes Aufgeben
▸ Annehmen und Neuausrichtung

Die Phasen sind nicht klar voneinander abzugrenzen. Vorübergehende Rückschritte sind möglich. Betroffene können auch in einer Phase hängen bleiben und darum nicht bis zur Akzeptanz durchdringen. Die Verarbeitung schwerer Lebenskrisen ist kein Selbstläufer. Sie kann misslingen und erfordert Konzentration, Disziplin und Unterstützung. Nicht umsonst spricht man von Trauer-*Arbeit*.

Die Phasen der Krisenverarbeitung sind nicht nur völlig nomal, sondern auch notwendig, damit die verletzte Seele heilen kann. Natürlich haben sie auch eine spirituelle Seite:

Phase	Beispiele spiritueller Verarbeitung
Verdrängung und Verleugnung	Bereitwillige Akzeptanz; Heilungsgewissheit („Gott will diese Krankheit nicht"); wunderbares „Getragensein"; Aktivismus
Aggressive Auflehnung	Klage und Anklage, starke Zweifel an der Liebe Gottes
Angestrengtes Suchen nach Lösungen	Gebetskampf, Gelübde, Bußleistungen, Wundererwartungen an Heiler
Resigniertes Aufgeben	Irritation, verstärkter Gottes- und Selbstzweifel, bitteres Anerkennen der Fakten, aber noch keine Akzeptanz, Rückzug aus der Gemeinschaft
Annehmen und Neuausrichtung	Heilsames Weinen, Empfänglichkeit für Trost und Zuspruch, neue Dankbarkeit, Hoffnung, Engagement für andere Leidende

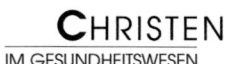

Während die Phasen des Verdrängens, Auflehnens und der Resignation von Christen wie Nichtchristen auf ähnliche Weise durchlitten werden müssen, kann die Phase der Annahme und Neuausrichtung entscheidende Kraft durch das Vertrauen und die Hoffnung des christlichen Glaubens erhalten.

Für die Begleitung von Menschen in schweren Lebenskrisen ist es wichtig, wahrzunehmen, in welcher Phase sie sich gerade befinden und sie auf ihrer augenblicklichen Wegstrecke zu unterstützen. Das bedeutet, ihnen ihre Reaktionen nicht (wie Hiobs Freunde) ausreden zu wollen, sondern sie darin ehrlich und erkennbar zu verstehen und zu bestätigen, sie aber auch zum Weitergehen zu ermutigen.

3.3.2. In der Krankheit Sinn finden

Die Krisenbewältigung kann nur gelingen, wenn der Betroffene seine Krankheit in den Sinnzusammenhang seines Lebens einzuordnen lernt. Wir unterstützen ihn darum nicht nur, indem wir ihn über die kausale Diagnose aufklären, sondern indem wir uns auch mit ihm zusammen um die finale Diagnose bemühen:

Sinn in der Krise finden

▸ Was bedeutet diese Krankheit für mich?
▸ Welche Aufgabe stellt sie mir? Wozu fordert sie mich heraus? Was kann ich lernen?
▸ Was will Gott mir sagen?

Oft enthält die Krankheit ein Signal für den Betroffenen, eine Botschaft, die für sein ganzes Leben bedeutsam werden kann:

▸ Sie kann ein „Stop-Schild" sein - ein Signal zum Innehalten.
▸ Sie kann mich an die Begrenzung meines Lebens erinnern.
▸ Sie kann ein Anruf Gottes sein, mich ihm neu und ganz zuzuwenden.
▸ Sie kann eine ganz persönliche Botschaft Gottes an mich enthalten.
▸ Sie kann Beginn des Heilungsprozesses meiner Lebensgeschichte sein.
▸ Sie kann das Signal zur Korrektur meines Lebensstils sein.
▸ Sie kann mich neu sensibilisieren und mir den Raum für neue Gaben und Aufgaben eröffnen.

Jeder Kranke muss den Sinn in seiner Krankheit selbst finden. Als Helfer können wir ihn nur begleiten, ermutigen und anregen. Wirklich offenbaren wird sich der Sinn des Leidens für den Betroffenen erst in der Phase des Annehmens. Der Weg dorthin kann lang sein. Die Antworten müssen erst allmählich reifen. Schnelle Schlussfolgerungen sind wahrscheinlich eher Symptome der vorhergehenden Phasen.

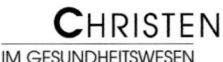

Lesetipps

Literaturempfehlungen
zum Thema „Als Christ kranke Menschen begleiten"

Christen im Gesundheitswesen e.V. (Hg.), *Krankheit - was geht in uns vor? Wenn Gefühle laut werden. Entspannung und Wahrnehmung*, CiG-Denkanstöße Nr. 3

Christen im Gesundheitswesen e.V. (Hg.), *Biblischer Heilungsdienst aus ärztlicher Sicht. Hilfe zur Patientenbegleitung. Das evangelistische Patientengespräch*, CiG-Denkanstöße Nr. 4

Becker, Paul, Eid, Volker (Hg.), *Begleitung von Schwerkranken und Sterbenden: praktische Erfahrungen und wissenschaftliche Reflexion* (Matthias Grünewald: Mainz, 1984)

Deichgräber, Reinhard, *Wachsende Ringe: Die Bibel lehrt beten*, 3. Aufl. (Vandenhoeck & Ruprecht: Göttingen, 1996)

Eibach, Ulrich, *Der leidende Mensch vor Gott: Krankheit und Behinderung als Herausforderung unseres Bildes von Gott und dem Menschen*, Theologie in Seelsorge, Beratung und Diakonie, Bd. 2 (Neukirchener: Neukirchen-Vluyn, 1991)

Gestrich, Reinhold, *Das seelsorgerliche Gespräch in der Krankenpflege: Studienbuch für Krankenschwestern, Krankenpfleger, Altenpflegerinnen, Altenpfleger und medizinisch-technische Assitentinnen* (Kohlhammer: Stuttgart, Berlin, Köln, 1991)

Glaser, Barney G., Strauss, Anselm L., *Betreuung von Sterbenden: eine Orientierung für Ärzte, Pflegepersonal, Seelsorger und Angehörige*, 2.., überarb. Aufl. (Vandenhoeck & Ruprecht: Göttingen, 1995)

Groothuis, Ron, *Soziale und kommunikative Fertigkeiten: Praxishandbuch für Pflege- und Gesundheitsberufe*, aus d. Niederländ. v. M. Rometsch (Hans Huber: Bern, Göttingen, Toronto, Seattle, 2000)

Heckel, Ulrich, *Der Segen im Neuen Testament: Begriff, Formeln, Gesten. Mit einem praktisch-theologischen Ausblick* (Mohr Siebeck: Tübingen, 2002)

McNutt, Francis, *Die Kraft zu heilen: Das fundamentale Buch über Heilen durch Gebet* (Graz, Wien, Köln, 1996)

Nouwen, Henri J.M., *Der dreifache Weg*, aus d. Engl. übertrag. v. R. Kohlhaas (Herder: Freiburg i.B., 1991 [1984])

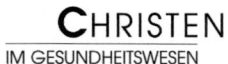
Piper, Hans-Christoph, *Gespräche mit Sterbenden,* 4. Aufl. (Vandenhoeck & Ruprecht: Göttingen, 1990)

Piper, Ida, Piper, Hans-Christoph, *Schwestern reden mit Patienten: Ein Arbeitsbuch für Pflegeberufe im Krankenhaus,* 6., erw. Aufl. (Vandenhoeck & Ruprecht: Göttingen, Zürich, 1993)

Tausch, Anne-Marie, *Gespräche gegen die Angst: Krankheit - ein Weg zum Leben,* (Rowohlt: Reinbek bei Hamburg, 1987)

Tausch, Daniela, *Sterbenden nahe sein: hilfreich begleiten* (Kamphausen: Bielefeld, 2010)

Tournier, Paul, *Bibel und Medizin: Heilung und Heil aus biblischer Schau,* aus d. Franz. übersetzt v. I. Vogelsanger-de Roche, 6. Aufl. (Humata: Bern, 1982)

Schuchardt, Erika, *Warum gerade ich ...? Leben lernen in Krisen - Leiden und Glaube. Fazit aus Lebensgeschichten eines Jahrhunderts,* mit Bibliographie der über 2000 Lebensgeschichten von 1900 bis zur Gegenwart, alphabetisch, gegliedert, annotiert, Geleitworte des Ratsvorsitzenden der EKiD, der Generalsekretäre des LWB/LBF und des ÖRK/WCC, 11., überarb. u. erw. Aufl. (Vandenhoeck & Ruprecht: Göttingen, 2002)

Willberg, Hans-Arved, Gorenflo, Cornelia, *Den Weg der Trauer gehen* (Hänssler: Stuttgart, 2008)

Wimber, John, Springer, Kevin, *Heilung in der Kraft des Geistes,* Übersetzung A. Geiß, überarb. Neuaufl. (Orkrist: Remscheid, 2010 [1987])

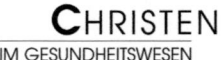

Reflexion | *Fragen und Impulse zum fünften Abend*

Wo bin ich selbst seelisch verletzt? In welcher Phase der Verarbeitung befinde ich mich gerade? Wie komme ich weiter? ....

....

....

....

....

Welche Begegnungen mit Patients kommen mir beim Thema „Krisenverarbei-tung" in den Sinn? Wie geht es mir damit? Was bedaure ich? Was ermutigt mich? ....

....

....

....

....

Wie kann ich meinen Patienten auf der Suche nach dem Sinn in ihrem Leiden helfen? ....

....

....

....

....

Was will ich verändern? ....

....

....

....

....

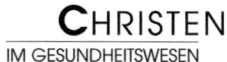

4.   Zusammenwirken im Gesundheitsdienst

6. Abend

Wir können in der Kirchengeschichte eine Reihe von Beispielen finden, wie heilende Dienste zusammenwirken:

▸ Immer ging es um eine vom Glauben inspirierte integrative Vision,
▸ um deren zeitgemäße Reflexion und Kommunikation,
▸ um praxisrelevante Erfahrungsräume,
▸ unterstützende Strukturen und
▸ glaubwürdige Umsetzung im Alltag.

Ob es im Altertum der Bau der ersten Krankenhäuser durch christliche Gemeinden war, im Mittelalter die Gründung von christlichen Pflegeorden und die Verbindung von heilender Tätigkeit, Krankenpflege und geistlichem Dienst in den Klöstern, oder in der Neuzeit die Entstehung der Diakonie und Gemeindpflege: immer ging es um eine starke Vision, die in der Lage war, zu neuen Schritten im Geist Jesu herauszufordern und der Not der Zeit zu begegnen.

Erneuernde Visionen

4.1.   Die integrative Vision

4.1.1. Wer trägt die diakonische und caritiative Identität?

Auch heute sind viele Christen innerhalb und auch außerhalb etablierter kirchlicher Einrichtungen im Gesundheitswesen engagiert für eine integrative Vision christlicher heilkundlicher Tätigkeit und deren Umsetzung. Und wir finden eine Vielfalt an Werken und christlichen Einrichtungen, die an einer zeitgemäßen integrativen Vision und Formulierung arbeiten.

Nach wie vor sind zahlreiche Einrichtungen des Gesundheitswesens in Trägerschaft von Diakonie und Caritas und formulieren auch eine integrative Vision wie zum Beispiel „Das christliche Menschenbild dient als Grundlage und Maßstab unserer Arbeit". Aber die früher für die Spiritualität der Einrichtungen stehenden Diakonissenmutterhäuser und Schwesternorden sind weitgehend überaltert. Sie hinterlassen ein gewisses Vakuum. Die engere Verbindung von christlichem Glauben und profilierter Pflege, Medizin und Therapie scheint für die Mitarbeiterbasis in den Hintergrund getreten zu sein. Die Frage steht im Raum: Wer ist heute tatsächlich Träger christlicher Identität der kirchlichen Einrichtungen im Gesundheitswesen? Wie ist heute eine christliche fundierte Heilkunde benennbar? Und wie sieht dies in der praktischen Umsetzung aus?

Das Vakuum füllen

Es gibt offensichtlich einen Bedarf, das Zusammenwirken von christlichem Glauben und professioneller Arbeit im Gesundheitswesen auch jenseits altvertrauter Begriffe wie Diakonie und Caritas zu beschreiben, ohne diese Begriffe überflüssig zu machen.

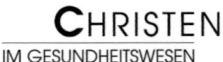

4.1.2. Interdisziplinäres Zusammenwirken

> These 5: Christliche Heilkunde will die vielfältigen Hilfen und Wege
> Gottes zur Heilung fruchtbar nutzen.

Integratives
Miteinander

Christliche Heilkunde möchte Mitarbeitende aus Gesundheitswesen und Gemeinde inspirieren, die modernen pflegerischen, therapeutischen und medizinischen Erkenntnisse mit dem kirchlichen Glaubens- und Erfahrungsreichtum zu verbinden. Sie fördert das Zusammenwirken von Gesundheitswesen und Gemeinden und entwickelt kooperative Modelle.

Zur Umsetzung einer ganzheitlichen Christlichen Heilkunde gehören alle Professionen und heilenden Gemeindedienste. Christliche Heilkunde integriert unterschiedliche Heil- und Pflegemethoden sowie Therapieverfahren, soweit diese nicht den Grundlagen des christlichen Menschenbildes widersprechen; sie ist also grundsätzlich methodenplural. Pflege, Therapie und Medizin, psychosoziale Hilfen und geistlich-seelsorgerliche Angebote wirken in der Christliche Heilkunde zusammen. Deshalb fördert sie auch das enge Zusammenwirken von Christen in den vielfältigen Gesundheitsberufen und Mitabeitern in pastoral-seelsorgerlichen und gemeindlich-heilenden Diensten.

CHK und
Gemeinde

Nur das Team von Fachleuten aus Gesundheitsberufen allein schöpft noch nicht die Möglichkeiten einer Christliche Heilkunde aus. Das Gesundheitwesen braucht unabdingbar im Sinne ganzheitlicher Heilungsprozesse die christliche Gemeinde und Gemeinschaft.

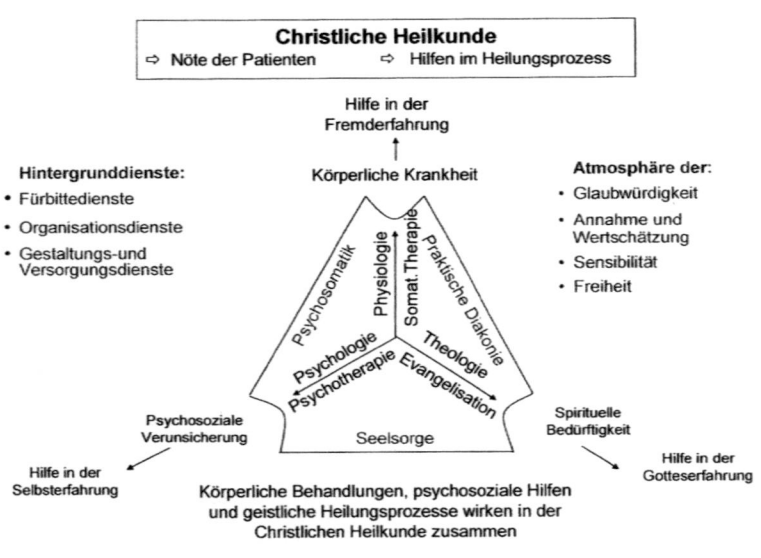

Das therapeutische Dreieck

4.1.3. Der umfassende Heilungsauftrag

> These 10-12: Die Praxis der Christlichen Heilkunde, der Heilungsdienst,
> ist ein wesentliches Element für die Erneuerung der Kirche. Christliche Heilkunde
> ist konfessionsverbindend. Es gilt, den Dienst der Krankenheilung in den Raum
> der Kirche Jesu Christi zu integrieren und zu fördern.

Jesus selbst hat sich mit den Kranken, Armen und Bedrückten in besonderer Weise identifiziert:

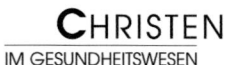

„Er hat mich gesandt, damit ich den Armen eine gute Botschaft bringe; damit ich den Gefangenen die Entlassung verkünde und den Blinden das Augenlicht; damit ich die Zerschlagenen in Freiheit setze und ein Gnadenjahr des Herrn ausrufe." (Lukas 4,18+19)

Die große Herausforderung, sich mit dem Kranken und Leidenden zu identifizieren, ihn zu Jesus zu tragen und für seine Heilung zu glauben und betend einzustehen, führt Christen im Gesundheitsdienst gemeinsam in Jesu Nähe, in die Konfrontation mit seiner zur Umkehr bewegenden Wahrheit, in seine vergebende Liebe und lässt sie seine erneuernde, heilende Kraft existenziell erfahren.

Christliche Heilkunde kann und darf nicht auf bestimmte theologische Richtungen oder einseitige Dogmen bauen. Andernfalls würde sie Gottes Möglichkeiten einschränken und seine ganzheitliche Sicht des Menschen missverstehen. Es gibt in der gesamten Kirchengeschichte einen unendlichen Schatz an Erfahrungen zur Vielfalt des heilenden Handelns Gottes. Es lohnt sich, diesen Schatz zu heben und für unsere Zeit zugänglich zu machen. Die gegenwärtig weltweit wahrnehmbare Vielfalt der Heilungserfahrungen in der Kirche Christi kündet von der Größe Gottes.

Den Schatz der Vielfalt nutzen

Der akut Kranke stellt andere Anforderungen an das therapeutische Team als der chronisch Kranke. Die Kirche Christi wird ihre geistliche Autorität gerade auch dort stärken, wo sie sich den Herausforderungen der chronisch Kranken stellt. Deren Begleitung erfordert die seelsorgerliche Verarbeitung von Leid, Isolation und Enttäuschungen, ohne in eine falsche Leidenstheologie oder in einen bedrückenden „Pflicht-Wunderglauben" abzugleiten.

4.1.4. Die Chance in der Krise

Die Kirche hat über Jahrhunderte den Heilungsauftrag weitgehend an die Welt delegiert und die Autorität für eine Christliche Heilkunde in erheblichem Maß verloren. Da der Auftrag Christi seine Gültigkeit nicht verloren hat, gilt es, die Christliche Heilkunde wieder in den Raum der Kirche zu integrieren. Die Notwendigkeit eines solchen Strukturwandels ist auch darin begründet, dass der Bedarf nach medizinischen, therapeutischen und gesundheitsfördernden Dienstleistungen noch erheblich steigen wird, das Vertrauen in das etablierte Medizinsystem aber immer mehr schwindet. Die Kirche ist aufgefordert, insbesondere gegenüber dem wachsenden Esoterik-Markt eine klare, glaubwürdige christliche Alternative zu setzen.

Den Heilungsauftrag neu entdecken

Kirchengemeinden und geistliche Gemeinschaften sind gefragt, den biblisch begründeten und im Lauf der Kirchengeschichte gewachsenen Reichtum spezifischer Angebote für kranke Menschen einzubringen. Die Erneuerung in der Kirche muss sich unter anderem daran messen lassen, wie Christen mit Kranken umgehen.

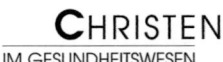

Christliche Heilkunde verwirklicht sich im Zusammenspiel von Fachpersonen in Einrichtungen des Gesundheitswesens mit Heilungs- und Gesundheitsdiensten in christlichen Gemeinden. Die Zusammenarbeit kann sich zum Beispiel in folgenden Bereichen konkretisieren:

Konkrete Möglichkeiten

- Gebet für Kranke
- Kranken- und Segnungsgottesdienste
- Tragfähige Gemeinschaft (Selbsthilfegruppen, Hauskreise etc.)
- Besuchsdienst für Kranke
- Seelsorgedienst
- Fürbittedienst für Kranke
- Sprechstunden für Kranke
- Vermittlung christlicher Fachpersonen aus dem Gesundheitswesen
- Seminare zu Gesundheit, Krankheit, Heilung etc.

Umfrageergebnissen zufolge haben in der Bevölkerung Gesundheitsberufe wie auch pastorale Berufe ein hohes Ansehen. Wenn hier Zusammenarbeit gelingt, sind viele Patienten bereit, vertrauensvoll auch mögliche neue Schritte christlich-ganzheitlicher Heilung zu gehen. Wenn wir in sensibler und authentischer Weise versuchen, der Vision einer Christlichen Heilkunde nach zu leben, werden wir darum viel Dankbarkeit der uns anvertrauten kranken Menschen erfahren.

4.1.5. Hindernisse meistern

Die Prozesse einer integrativen Zusammenarbeit sind nicht immer einfach für die verschiedenen Berufe und Helfer. Denn wir haben

Spannungsfelder

- als Berufe unsere je eigene Geschichte und Prägung,
- als Mitarbeiter unsere persönlichen Eigenschaften und Empfindlichkeiten,
- als Professionelle andere Ansprüche und Verpflichtungen als Ehrenamtliche,
- im Gesundheitswesen andere Sprachgewohnheiten als in christlichen Gemeinden und Gemeinschaften.

Wir brauchen ein ausgewogenes Verhältnis zwischen Eigenständigkeit und Wahrung der beruflichen Identität einerseits und Aufeinanderbezogensein und Entwicklung gemeinsamer Identität andererseits. Einige Beispiele seien genannt:

- Das Spannungsverhältnis zwischen ärztlicher Schweigepflicht und Seelsorgegeheimnis muss in der Teamkommunikation Klärung finden.
- Unterschiedliche Interpretationen von Krankheits- und Gesundungsprozessen aus medizinisch-pflegerischer, psychosozialer und spiritueller Sicht müssen aufeinander bezogen und abgeglichen werden.
- Wir brauchen eine ausgewogene Einschätzung von Leistungen und deren Finanzierung.

▸ Wir brauchen ein ausgewogenes Verhältnis zwischen Sachorientierung und Beziehungsorientierung. Wie viel persönliche Anteilnahme wird erwartet, wie viel geistliche Gemeinschaft?

▸ Wir brauchen ein ausgewogenes Verhältnis zwischen geregelten Maßnahmen und Spontanität. Kommt der Seelsorger zum Beispiel spontan vorbei oder wird er regelmäßig informiert?

▸ Wir brauchen ein ausgewogenes Verhältnis zwischen Anspruch auf Gleichberechtigung und Anerkennung notwendiger Führung. Wer leitet das interdisziplinäre Team?

Literaturempfehlungen
zum Thema „Zusammenwirken im Gesundheitsdienst"

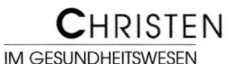
Lesetipps

Christen im Gesundheitswesen e.V. (Hg.), *Plädoyer für eine Christliche Heilkunde. 12 Thesen zur Christlichen Heilkunde*, CiG-Denkanstöße Nr. 1

Fasselt, Gerd, *Die gemeinsame Verantwortung von Arzt und Seelsorger für die Kranken* (Matthias Grünewald: Mainz, 1987)

Heller, Andreas, Stenger, Hermann M., *Den Kranken verpflichtet: Seelsorge - ein Gesundheitsberuf im Krankenhaus*, mit einer Einführung v. E. Richtarz u. einem Beitrag v. M. Klessmann (Tyrolia: Innsbruck, Wien, 1997)

Mayer-Scheu, Josef, *Krankenhausseelsorge im Wandel: Anfragen an Seelsorge und Medizin in kirchlichen Krankenhäusern* (Butzon & Bercker: Kevelaer, 1986)

Neubauer, Reinhard, *Haus für Kranke: Eine christliche Betriebsethik des Krankenhauses* (Vandenhoeck & Ruprecht: Göttingen, 1981)

Philippi, Paul, *Diaconica: Über die soziale Dimension kirchlicher Verantwortung*, 2. Aufl. (Neukirchener: Neukirchen-Vluyn, 1989)

Scharffenorth, Gerta, Müller, A. M. Klaus (Hg.), *Patienten-Orientierung als Aufgabe: Kritische Analyse der Krankenhaussituation und notwendige Neuorientierungen*, Texte und Materialien der Forschungsstätte der Evangelischen Studiengemeinschaft, Reihe A, Nr. 31, 2. Aufl. (FEST: Heidelberg, 1991)

Turre, Reinhard, *Diakonik: Grundlegung und Gestaltung der Diakonie* (Neukirchener: Neukirchen-Vluyn, 1991)

Weth, Rudolf, *Kirche in d er Sendung Jesu Christi: Missionarische und diakonische Existenz der Gemeinde im nachchristlichen Zeitalter* (Aussaat, Neukirchener: Neukirchen-Vluyn, 1993)

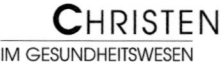

Reflexion | *Fragen und Impulse zum sechsten Abend*

Wo im „therapeutischen Dreieck" zwischen körperlicher, psychosozialer und geistlicher Hilfe liegt mein Arbeitsschwerpunkt? Finde ich Erfüllung darin? Entspricht es meiner Berufung? ....

....

....

....

....

Wie erlebe ich die interdisziplinäre Zusammenarbeit mit anderen Christen im Gesundheitswesen? Was freut mich? Was ist schwierig? Was wünsche ich mir?

....

....

....

Wie erlebe ich die Integration von Gesundheits- und Gemeindedienst in meinem Umfeld? Was freut mich? Was ist schwierig? Was wünsche ich mir? ....

....

....

....

....

Was will ich verändern? ....

....

....

....

....

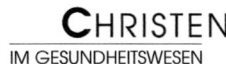

5.   „Ihr seid das Licht der Welt"

5.1.   Die Identität des christlichen Helfers

Christliche Heilkunde ist keine erlernbare Technik, sondern sie bedarf zuallererst und zuallermeist der Bewusstwerdung und Annahme meiner Identität als Christ im Berufsalltag.

Mit meinen Stärken, aber auch mit meinen Begrenzungen, Schwächen und Fehlern bin ich Gottes geliebtes Kind, von ihm berufen und in diesen Beruf geführt. Mit mir zusammen will Christus selber dem Patienten begegnen.Genauso aber will Christus mir auch in dem Patienten begegnen, in seiner uneingeschränkten Solidarität mit ihm.

Christus in uns und mit uns

Wie Abraham, der sich durch Gott in ein neues Land führen ließ, gilt durch Christus auch uns als „Erben der Verheißung" die Zusage Gottes: „Ich will Dich segnen und Du sollst ein Segen sein."

In diesem Sinne beginnt und endet Christliche Heilkunde im Gebet - dem Ausdruck unserer persönlichen Gottesbeziehung.

Der Helfer steht nicht über dem Hilfsbedürftigen, denn er ist sich seiner eigenen Hilfsbedürftigkeit bewusst. Christliche Heilkunde ist stets ein Geben und Nehmen zwischen Menschen mit unterschiedlichen akuten Bedürftigkeiten, Stärken und Schwächen. Der Helfer ist bereit, auch für sich persönlich Hilfe im Sinne der Christlichen Heilkunde in Anspruch zu nehmen. Er kann in vielfältiger Weise durch den Patienten beschenkt werden. Ein besonderes Geheimnis des Gottesreiches ist die persönliche Begegnung Christi gerade durch den Kranken, den Armen, den Schwachen hindurch.

Ein Geben und Nehmen

Auf der zwischenmenschlichen Ebene macht sich das Vorhandensein Christlicher Heilkunde vor allem atmosphärisch in der Authentizität wertschätzender Teamarbeit bemerkbar. Sie überträgt sich auf die Beziehung zum einzelnen Patienten. „Glaubwürdigkeit, Annahme und Wertschätzung, Sensibilität, Freiheit" sind Stichworte, die von größter Bedeutung sind in der Begleitung und Behandlung kranker Menschen. Egal, ob unser Patient auf eines der Hilfsangebote eingeht oder nicht, er darf sicher sein, bestmöglich und wertgeschätzt behandelt zu werden.

Teamgeist

Wichtig für das geistliche Klima ist nicht zuletzt die Arbeit im Hintergrund: Fürbitte-, Organisations-, Gestaltungs- und Versorgungsdienste. Sie haben oft wesentlichen Einfluss auf das Gelingen christlich-ganzheitlicher Patientenbegleitung.

Hintergrund- dienste

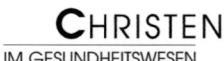

5.2.   Widerstände

Die Umsetzung der Christlichen Heilkunde muss auf Widerstände stoßen. Das verheißt die Bibel jeder erneuernden Glaubensbewegung. Der Gegenwind kommt vor allem aus drei Richtungen:

Probleme aus 3 Richtungen

Ideologische Widerstände

Die vorherrschenden Weltanschauungen unserer Zeit sind nur eingeschränkt mit dem christlichen Menschen- und Weltbild kompatibel. Wir haben darum mit Unverständnis und Ablehnung zu rechnen, besonders dort, wo unser Selbstverständnis dem anderer Weltanschauungen deutlich entgegensteht.

Machtbedingte Widerstände

Der nach biblischer Lehre mit dem Christentum unvereinbare „Geist der Welt" äußert sich darin, zum eigenen Vorteil und zum Nachteil anderer Macht auszuüben und auszubauen. Im Gesundheitswesen zeigt sich das zum Beispiel in egoistischem Karrierestreben, der Vorordnung finanzieller Interessen gegenüber humanen, unmenschlichem Arbeitsdruck und einer unangemessenen Anspruchshaltung von Patienten und Angehörigen.

Spirituelle Widerstände

Christliche Heilkunde kann durch geistliche Blockaden der Mitarbeiter behindert werden, die inkonsequent in ihrer Gottesbeziehung sind und sich von Sorgen und Ängsten bestimmen lassen. Die wahrgenommene Übermacht der Arbeitsverhältnisse und des Leidens der Patienten und Angehörigen kann das Vertrauen in den Erneuerungs- und Heilungswillen Gottes gering werden lassen. Zudem können okkulte Einflüsse die Atmosphäre eintrüben und Menschen festhalten.

5.3.   Zum Glauben helfen

> **These 5: Die versöhnte Beziehung von Gott und Mensch ist grundlegend für die Christliche Heilkunde**

Botschafter der Liebe Gottes

Aus der Bibel wissen wir, dass zum tiefgreifenden Heilungsprozess des Menschen seine Versöhnung mit Gott notwendig ist. Gottes Liebe sucht den Einzelnen auf, um ihm heilende Gemeinschaft mit Gott zu schenken. Das ist die tiefste und eigentliche Motivation der Christlichen Heilkunde. Hierzu will Gott uns gebrauchen. Das ist unsere Mission.

Wir haben Schwierigkeiten, diesen „Missionsauftrag" in unserem Berufsalltag umzusetzen. Allzu leicht bringen wir uns unter frommen Leistungsdruck und

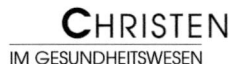

dementsprechend wirken wir dann auch auf die Patienten. Viele reagieren sensibel darauf und gehen auf Distanz. Sie wollen nicht missioniert, sondern respektiert und angenommen werden.

Wir können uns aber zur geistlichen Achtsamkeit entschließen und darum bitten. Dann dürfen wir erleben, wie Gott Begegnungen arrangiert, in denen wir zur rechten Zeit und unverkrampft einzelnen Patienten Hilfe zum Glauben geben können.

Unverkrampfte Erwartung

Um die geistliche Achtsamkeit lebendig zu erhalten und ein Optimum an Wahrnehmung für den Patienten zu ermöglichen, ist es am besten, Teil eines Teams zu sein, das zugunsten des einzelnen Patienten interagiert. Miteinander gilt es zu fragen und zu verstehen, was der Patient jetzt vor allem braucht - nicht nach unserer Vorstellung, sondern aus seiner eigenen Perspektive. Hier kann jeder seinen Gaben und Grenzen entsprechend seinen Beitrag geben, ohne sich zu überfordern. Keiner muss sich verbiegen, keiner zu aller Last des Alltags hinzu „auch noch missionarisch" sein. Auf das eigene Machen kommt es viel weniger an als auf die Offenheit für Gottes Handeln.

Gegenseitige Ergänzung

Um auf hilfreiche Weise für unsere Patienten als Christen erkennbar zu werden, wollen wir uns den folgenden Fragen stellen:

Wie kann ich dem Patienten in echter Liebe begegnen?

Begegne ich ihm mit herzlicher Zuwendung oder „medizinischer Neutralität"? Achte ich auf seine Empfindungen und seine unausgesprochenen Fragen? Gehe ich auf ihn ein? Bin ich bereit, eine Vertrauensbeziehung zu ihm aufzubauen - angefangen bei der persönlichen Begrüßung bis hin zum Interesse an seinem Lebensweg? Bin ich bereit, ihn genau so anzunehmen, wie er mir gerade begegnet?

Vertrauen und Annahme

Wie kann ich für den Patienten so gut wie möglich sorgen?

Sehe ich ihn als ganzen Menschen mit seinen Bedürfnissen oder nur ausschnitthaft als „Fall"? Lasse ich mich in meiner Wahrnehmung von Bequemlichkeit, schlechter Stimmung, dem ehrgeizigen Streben nach eigenem Vorteil und Ähnlichem bestimmen oder entschließe ich mich immer wieder neu, jetzt für diesen einen Menschen ganz da zu sein?

Bestmögliche Versorgung

Wie kann ich den Patienten mit Gott in Verbindung bringen?

Der wichtigste Weg, um das Herz eines Menschen für Gott zu öffnen, ist das Gebet für ihn. Kann Gott mir diesen Menschen wirklich aufs Herz legen, so dass ich uneingeschränkt *für* ihn bete? Kann ich seine Not nachspüren und empfinden, was er wirklich braucht? Trete ich entschlossen vor Gott für ihn ein? Höre ich hin, wenn Gott mir auf mein Gebet antwortet, indem er mir Hinweise gibt,

Für Patienten beten

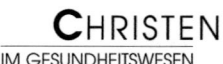

was ich für diesen Menschen tun kann? Vertraue ich, dass Gott mein Gebet erhört und achte ich auf die Zeichen dafür?

Wie kann ich mit dem Patienten über seine persönlichen Bedürfnisse sprechen?

Interesse zeigen

Nehme ich mir Zeit, um mich über das fachlich notwendige Maß hinaus für sein Leben zu interessieren? Achte ich dabei betend auf Anregungen Gottes? Kann ich bislang verborgene Nöte und Ängste wahrnehmen? Finde ich Ansatzpunkte dafür in seiner Gestik, seiner Mimik, seiner Umgebung? Antworte ich wertschätzend und einfühlsam darauf? Kann ich ohne Bruch durch dezente Fragen und Hinweise Brücken zu spirituellen Fragen bauen? Lasse ich ihm die Freiheit, darauf einzugehen oder nicht?

Wie kann ich dem Patienten das Evangelium vermitteln?

Vom Glauben reden

Passt es wirklich in die Situation? Bin ich authentisch? Predige ich den Patienten an oder berichte ich unverkrampft, was mir persönlich wichtig ist? Erzähle ich vom Glauben, weil es mich jetzt persönlich bewegt und tröstet? Macht es mich selbst froh, jetzt von der Frohen Botschaft zu sprechen? Ist es mir ein Bedürfnis? Finde ich eine Ausdrucksweise, die er verstehen und akzeptieren kann? Denke ich auch jetzt von seiner Perspektive her? Achte ich sehr sorgsam darauf, weder ihn noch mich mit dem Thema „Glauben" unter Druck zu bringen? Kann ich Brücken bauen: eine passende Schrift anbieten, über die ich mich selbst freuen würde, wenn ich Patient wäre, zum Patientengottesdienst einladen, den Besuch des Seelsorgers vermitteln usw.?

Wie kann ich dem Patienten die Kraft des Gebets vermitteln?

Gebet anbieten

Ist es mein persönliches Bedürfnis, für ihn oder auch mit ihm zu beten? Freut es mich, wenn ich ihm das miteilen darf? Ist es stimmig, wenn ich ihm das Gebet anbiete? Wird es ihn stärken, wenn ich ihm anbiete, sein Anliegen anderen Fürbittern mitzuteilen? Oder ist es passender, wenn ich nur einen dezenten Hinweis wie „Ich denke an Sie" gebe? Lasse ich mich von Taktgefühl und Empathie bestimmen?

Wie kann ich dem Patienten längerfristige geistliche Unterstützung vermitteln?

Langfristige Begleitung

Was weiß ich über seine religiöse Sozialisation - was wird zu ihm passen? Kann ich auf Adressen zur Weiterbegleitung zurückgreifen und selbst Kontakte herstellen? Kann ich das delegieren? Kann ich weiterführende begleitende oder beratende Seelsorge aktivieren? Kenne ich passende offene Veranstaltunge, Gottesdienste n oder Gruppen in Gemeinden, die für ihn attraktiv sein können?

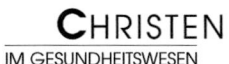

Wie kann ich Kollegen und Mitarbeitern gegenüber als Christ erkennbar und authentisch sein?

Auch hier gilt es, vom andern her zu denken. Wie wird er es empfinden, wenn ich ihn auf Glaubensdinge anspreche, zu Veranstaltungen einlade usw.? Wird er sich als mein Missionsobjekt fühlen oder kann er mir abnehmen, dass ich ihm ehrlich als Freund begegne und schätze, ohne etwas dabei im Schild zu führen? Wird er mir abspüren können, dass ich mich nicht für etwas Besseres halte?

Ehrliche Freundschaft

Literaturempfehlungen
zum Thema „Ihr seid das Licht der Welt"

Lesetipps

Christen im Gesundheitswesen e.V. (Hg.), *Plädoyer für eine Christliche Heilkunde. 12 Thesen zur Christlichen Heilkunde*, CiG-Denkanstöße Nr. 1

Christen im Gesundheitswesen e.V. (Hg.), *Alternative Heilverfahren aus christlicher Sicht*, CiG-Denkanstöße Nr. 4

Bach, Ulrich, *Boden unter den Füßen hat keiner: Plädoyer für eine solidarische Diakonie*, 2., durchges. Aufl. (Vandenhoeck & Ruprecht: Göttingen, 1986)

Dörner, Klaus, *Der gute Arzt: Lehrbuch der ärztlichen Grundhaltung*, 2., überarb. Aufl. (Schattauer: Stuttgart , New York, 2003)

Needleman, Jacob, *Ein guter Arzt ist die beste Medizin: Heilung statt Reparatur* (Piper: München, 1996)

Peabody, Larry, *Christ sein am Arbeitsplatz,* aus d. Amerik. v. D. Dammer (Schulte und Gerth: Asslar, 1989)

Schmidbauer, Wolfgang, *Helfen als Beruf: Die Ware Nächstenliebe*, 2. Aufl., überarb. u. erw. Neuausgabe (Rowohlt: Reinbek, 1992)

Stevens Barnum, Barbara, *Spiritualität in der Pflege*, aus d. Amerik. v. E. Müller, deutschsprachige Ausg. bearb. u. hg. v. E. Uhländer-Masiak (Hans Huber: Bern, Göttingen, Toronto, Seattle, 2002)

Stott, John R.W., *Gesandt wie Christus: Grundfragen christlicher Mission und Evangelisation*, deutsch v. G. Rumler (R. Brockhaus: Wuppertal, 1976)

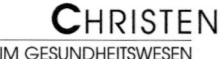

Reflexion | *Fragen und Impulse zum siebten Abend*

Wie erlebe ich mich als Christ in meinem beruflichen Umfeld? Was fordert

mich heraus? Wie reagiere ich darauf? ....

....

....

....

....

Wie kann ich Patienten Hilfestellungen zum Glauben geben? Welche Erfahrun-

gen habe ich damit gemacht? ....

....

....

....

....

Welche Widerstände gegen die Kraft des Glaubens erlebe ich bei mir selbst und

in meiner Umgebung? Wie komme ich damit zurecht? ....

....

....

....

....

Was will ich verändern? ....

....

....

....

....

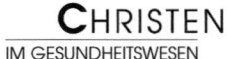

Reflexion - Weiter führende Schritte - Segnung und Sendung   *8. Abend*

Der achte Abend des Trainingskurses beinhaltet kein neues Thema. Er gibt Raum zur persönlichen Bilanz und zur neuen Ausrichtung auf den Alltag. Biblische Besinnung, Austausch und Angebot des individuellen Segnungsgebetes bilden die Schwerpunkte des Abends.

Fragen und Impulse zum Abschluss   *Reflexion*

Was nehme ich für mich persönlich mit aus diesem Trainingskurs?

....

....

....

....

....

Was wünsche ich mir für die kommenden Monate? Für welches konkrete Anliegen erbitte ich Gottes Segen? ....

....

....

....

....

....

Auf welche Ziele gehe ich zu? Wofür bitte ich Gott um Hilfe und Segen? ....

....

....

....

....

....

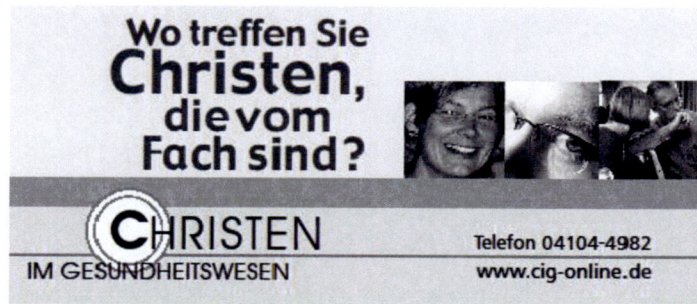

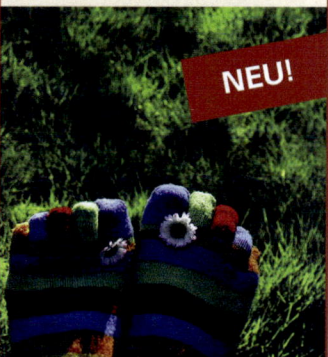

CHRISTEN IM GESUNDHEITSWESEN (CiG) ist eine bundeswei-
te konfessionsverbindende Initiative von Mitarbeitern unter-
schiedlicher Berufsgruppen im Gesundheitswesen. Sie bietet in
rund 40 Regionen Deutschlands ein Forum zu berufsbezogenem
Erfahrungsaustausch und Bearbeitung grundlegender Themen
aus Pflege, Therapie und Medizin auf der Basis des christlichen
Glaubens. Sie verbindet Christen aus katholischen, evangelischen
und anderen christlichen Kirchen und Gemeinden.

Basis der Zusammenarbeit ist die Bibel, das Apostolische Glau-
bensbekenntnis sowie die Achtung des einzelnen in seiner jewei-
ligen Konfessionszugehörigkeit. CHRISTEN IM GESUNDHEITS-
WESEN ist seit 1989 als gemeinnütziger Verein eingetragen. Die
Gesamtverantwortung liegt in den Händen der bundesweiten
Leitung von CHRISTEN IM GESUNDHEITSWESEN.

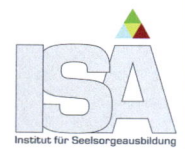

CHRISTEN
IM GESUNDHEITSWESEN

CiG-Denkanstöße

Nr. 1 Plädoyer für eine Christliche
Heilkunde / 12 Thesen zur
Christlichen Heilkunde

Nr. 2 Skizzen zu Krankheit-Gesund-
heit-Heilung / Gesundheitsfördernder Lebensstil

Nr. 3 Krankheit: Was geht in uns vor?
/ Wenn Gefühle laut werden /
Entspannung und Wahrnehmung

Nr. 4 Biblischer Heilungsdienst in der
ärztlichen Praxis / Hilfen zur Patientenbegleitung / Das evangelistische Patientengespräch

Nr. 5 Alternative Heilverfahren aus
christlicher Sicht

Nr. 6 Reise in ein fremdes Land: Als
Christen Demenzkranke beglei-
ten / Pflege und Seelsorge - zwei
Seiten einer Medaille

Broschüren ca. 32 Seiten, Preise je Heft
€ 3 zzgl. Versandkosten. Ab 6 Heften €
2/SFr 2.85, ab 3 Heften € 2.50/SFr 3,60;
Einzelpreis € 3/SFR 4.20

Bestellungen: www.cig-online.de;
info@cig-online.de; Tel. (0049) [0]4104
4982; Fax (0049) [0]4104 7269